U0394665

ZHONGGUO WEISHENG XITONG
GONGPINGXING FAZHAN GUILÜ YANJIU

中国卫生系统公平性发展规律研究

雷光和◎著

人民出版社

责任编辑:姜冬红

图书在版编目(CIP)数据

中国卫生系统公平性发展规律研究/雷光和 著. —北京:人民出版社,
　2018.11
ISBN 978 - 7 - 01 - 019658 - 9

Ⅰ.①中⋯　Ⅱ.①雷⋯　Ⅲ.①医疗卫生服务-研究-中国　Ⅳ.①R199.2

中国版本图书馆 CIP 数据核字(2018)第 186068 号

中国卫生系统公平性发展规律研究
ZHONGGUO WEISHENG XITONG GONGPINGXING FAZHAN GUILÜ YANJIU

雷光和　著

人民出版社 出版发行
(100706　北京市东城区隆福寺街 99 号)

环球东方(北京)印务有限公司印刷　新华书店经销

2018 年 11 月第 1 版　2018 年 11 月北京第 1 次印刷
开本:710 毫米×1000 毫米 1/16　印张:13.25
字数:187 千字

ISBN 978 - 7 - 01 - 019658 - 9　定价:38.00 元

邮购地址 100706　北京市东城区隆福寺街 99 号
人民东方图书销售中心　电话 (010)65250042　65289539

目　　录

绪　　论

第一节　研究背景

　　20 世纪 80 年代以来,我国经济突飞猛进,同时社会也出现了较严重的公平问题。党和政府也认识到此问题,并提出了改进的意见。党的十七大进一步提出:"初次分配和再分配都要处理好效率和公平的关系,再分配更加注重公平"。党的十八大提出:"要坚持社会主义基本经济制度和分配制度,调整国民收入分配格局,加大再分配调节力度,着力解决收入分配差距较大问题,使发展成果更多更公平惠及全体人民,朝着共同富裕方向稳步前进。"①但是现实中,在公平与效率的问题上,无论是第一次还是第二次分配,仍然延续"效率优先,兼顾公平"的做法。在医疗卫生领域,出现了严重的"看病难、看病贵"的社会问题,关于医疗卫生公平问题引起人们普遍关注。

　　世界卫生组织(WHO)发表的《2000 年世界卫生组织报告》,第一次提出了国家卫生系统在努力实现三项总体目标方面的业绩评估指标,即对健康状况的改进性、对人群期望的反应性和对财政分担的公正性。此报告认为,在世界 191 个国家中,中国卫生系统总体绩效排在第 144 位,整体达标成就(卫生进展总体水平)排在第 132 位,卫生负担公平性排在第 188 位②。

---

①　《十八大报告辅导读本》,人民出版社 2012 年版,第 15 页。

②　World Health Organization, World Health Report 2000, Health systems : improving performance, Printed in France, 2000, p.152.

中国是最大的发展中国家,卫生系统固然会有不尽如人意之处,然而与其他国家存在如此大的差距,表明我们应当特别关注卫生系统的公正问题。

此后,社会对卫生系统公正的关注持续升温。引起理论界特别关注的是国务院发展研究中心社会部课题组,对我国 20 世纪 80 年代以来医疗卫生事业发展状况作出了批评性结论:"改革开放以来,中国的医疗卫生体制发生了很大变化,在某些方面也取得了进展,但暴露的问题更为严重。从总体上讲,改革是不成功的。"①此报告其实也是对《2000 年世界卫生组织报告》的一个回应,回答了中国卫生系统绩效差的原因。结论固然重要,但是更为重要的是社会能适时传播这一结论并为民众所知悉,表明该论断获得政府与民众广泛认同。

世界卫生组织总干事陈冯富珍博士称:"世界卫生形势在过去 60 年,发生了翻天覆地的变化。《世界卫生组织宪章》表明的核心观念和《阿拉木图宣言》所提出的价值观已经被验证,至今仍然是正确的指引。尽管全世界人民的健康状况得到了巨大改善,但显而易见却令人痛心的是,各国遵循这些价值观所开展的初级卫生保健运动却没有成功。这个事实值得我们高度重视。"②

由此观之,卫生改革不仅是中国的难题,也是世界性的难题。由于卫生改革不能取得良好的进展,卫生系统不能适应时代的要求,导致了卫生不公平现象的发生。2008 年卫生报告称:"无论健康、财富抑或权力,实现完全的公平几乎是不可能的。虽然一些社会比别的社会要平等些,但总体来看,世界都是'不平等的'。然而关于价值观的调查,其结果清楚地显示,人们关注这些不公平现象,他们认为许多的'不公平'现象本是可以避免的。"③

下面引述的两则资料可以佐证卫生不公平现象的严重性。世界银行报

---

① 葛延风、贡森等:《中国医改:问题、根源、出路》,中国发展出版社 2007 年版,第 4 页。

② World Health Organization, World Health Report 2008, Primary Health Care- Now More Than Ever, 2008, xi.

③ World Health Organization, World Health Report 2008, Primary Health Care-Now More Than Ever, 2008, p.15.

告指出:"2000 年 45 个发展中国家的人口健康统计资料显示,他们的婴儿死亡率能降低到经济合作与发展组织国家的平均水平,将会有 490 万婴儿存活下来。如果消除同一国家内定价与穷人之间的差异,使全国的婴儿死亡率与前 10% 定价家庭的相同,将会有 310 万婴儿存活下来。"①

即使是发达国家,卫生不公平的现象也是比较严重的。Margaret White-head 指出:"一致的证据表明贫困落后的群体生存机会更少,死亡年龄比优势群体更小。例如,一个出生在英国的小孩,如果其父母是专业人士,那么我们就认为他会比一个出生在体力劳动家庭的小孩要多活五年。在法国,一个 35 岁的大学讲师的预期寿命比一个没有文化背景的同龄工人要多出 9 年。在匈牙利,布达佩斯死亡率研究发现,居住在贫困社区的男性的预期寿命比国家平均水平少了 4 年,比居住在上流住宅区的居民少了 5.5 年。在西班牙,农民工家庭的婴儿死亡率是专业人员家庭的两倍。"②

所幸的是在过去的几十年中,世界各国为建立运行良好的卫生体系、促进卫生体系的公平性作出了不懈的努力。世界卫生体系产生了非常大的改变,世界各国人民的健康状况得到很大的改善,卫生的公平性也在不断提高。我国 2009 年的新医改方案彰显了医疗卫生公平的理念,着力解决群众"看病难、看病贵"的问题。时至今日,我国新医改取得了一定成就,卫生公平性有所提高。然而卫生改革远没有成功。新医改蓝图很美,但落实起来相当艰难。客观上存在"转发文件,高喊口号"的现象,而不是实实在在地推行卫生改革新政策。如同其他改革一样,卫生改革进入了深水区,迫切期待理论、舆论的支持力量。

党的十九大明确提出实施健康中国战略。要完善国民健康政策,为人民群众提供全方位全周期的健康服务。按照这一战略部署,我们有必要了解 1997 年我国卫生系统不公平的状况与原因,认清目前的状况,分析其 16

① 世界银行:《世界发展报告合订本(2006—2007):公平与发展》,胡光宇等译,清华大学出版社 2013 年版,第 59 页。

② Margaret Whitehead,*The concepts and principles of equity and health*,*World Health Organization Regional Office for Europe*,*Copenhagen*,2000,p.3.

年来的发展趋势(1997—2012年),即深入认识中国卫生系统在健康、卫生筹资、卫生服务可及性三个方面16年来的变迁情况。根据中国卫生系统公平性的发展规律,有针对性地落实"健康中国2030规划纲要",增进卫生系统公平性,促进人民健康。

第二节 研究方法

本书主要使用了三种研究方法。

一、比较研究法

本书主要采用比较分析研究法,通过数据处理,量化中国卫生系统的公平性状况。综合使用了横向比较与纵向比较方法。横向比较分为国际与国内比较,国内比较分为省际与城乡比较,即对中国卫生系统公平性从国际、省际、城乡三个层面进行探讨。

纵向比较根据资料的可得性分成不同时间段进行比较,时间段的划分重点考虑1997年及2009年两个重要时间节点。原则是尽可能纵深至1997年,尽可能使用最新的数据。比如中国卫生筹资国际公平性的比较,分为三个阶段:1997—2012年卫生系统公平性的纵向比较;2005—2012年卫生系统公平性的纵向比较;2009—2012年新医改后卫生体系公平性的纵向比较。亦即对中国卫生系统公平性从16年、8年、4年三个时间段进行纵深比较。其中16年的比较偏重2012年与1997年两个时间点的公平性状况静态比较,而8年与4年时间段的比较侧重于变化趋势即动态的比较。囿于资料可得性、世界卫生统计数据截止时间与中国卫生统计数据截止时间不同等原因,时间段的划分只是大致的。各章、国际比较与国内比较的起止时间有时不完全一致,比如中国卫生筹资国内公平性的比较,国内比较的三个时间阶段:1997—2013年,2005—2013年,2009—2013年。个别数据截止时间为2014年的,则将比较时间延至2014年。

横向比较得出相对公平的状况,纵向比较得出绝对公平的状况。相对公平与绝对公平构成对中国卫生系统公平性研究的两个基本维度。公平本身是个关系范畴,只是一种在涉及利害关系的场合,要求平等地对待他人的观念形态。没有了参照物,公平就无从谈起。由此,比较的方法与公平的内在属性是相契合的。

二、典型研究法

本书国际比较部分采用典型研究法,即选择几个典型国家进行对比研究。目前中国已经是世界第二大经济体,正处于大国崛起的时期,有必要多研究其他经济大国的情况。据此,为了解中国卫生系统公平性在世界中的状况,笔者选取了 6 个国家与中国进行比较,以形成有意义的研究成果。没有对世界卫生组织 191 个成员进行全面研究;也没有采用随机抽样,形成20—30 个国家的小样本的研究方法。

三、实证分析和规范分析相兼顾的方法

所谓实证分析是指只对事物及其发展趋势进行客观分析,作出具有规律性的结论,也就是描述这个事物是什么样的。规范分析是指依据一定的价值判断,然后提出分析和处理问题的标准,用来作为决策和制定政策的依据,也就是表达这个事物应该是怎么样的。

对中国卫生系统的公平性状况数据的采用、数据处理、量化结果的获得方面使用了实证研究方法,力求客观反映事物的本来面目,尽可能减少研究者的主观判断。但是对于社会科学来说,摒除个人价值观的所谓"纯客观研究"是难以企及的。本书也大量使用了规范研究方法,并且在实证研究中也渗透了一定的价值判断。具体体现为:1. 对于何谓公平、何谓卫生系统的公平性等基本概念就体现了研究者的价值判断。2. 公平性分析的过程。对卫生系统的客观状况进行评价时,无论是标准还是分析的过程都渗透了研究者的主观色彩。3. 对典型国家的选取方面。运用价值分析方法选取比较国家,而实证数据就源自它们,很难说这些数据是"纯客观"的。

因此,在使用实证分析法的同时,结合了规范分析法。

第三节　典型国家

为了促进我国卫生系统公平性,有必要了解我国卫生系统在当今世界的地位,同时借鉴其他国家的经验教训。为此,需要开展国际比较研究。

一、典型国家的选取

根据研究的目的,科学确定典型国家,有利于形成有意义的研究成果。本书国际比较部分采用典型研究法,即选择几个典型国家进行对比研究。典型研究中使用实证方法,即在分析、综合过程大量使用数据,对数据处理的方法是一般的统计描述方法。本书不采用随机抽样,形成 20—30 个国家的小样本,借助统计工具对小样本进行严密的统计分析,从而推断全世界卫生系统公平性状况的统计推断方法。

典型国家的选取通过四个环节:1. 确立选取的依据。2. 选取过程。3. 得出选取结果。4. 验证选取结果。

(一)选取依据

选取依据由两部分构成:确定选取的标准、确定标准间冲突的处理规则。

1. 选取的标准

选取典型国家的标准有 5 个:

(1)经济大国标准

中国目前是世界第二大经济体。作为崛起中的大国,在国际社会中,对国际义务及本国人民理应有更多的担当。其担当在政治经济上如此,在卫生上亦当如此。故而选取的国家应该具备大国特性,其经济实力应与中国地位相称或者高于中国。一国的国内生产总值(GDP)基本上代表该国的经济实力。因此,经济大国的指标以 GDP 为标准。

（2）发达国家与发展中国家数量平衡标准

世界各国政治经济发展是不平衡的,卫生系统亦然。通常发达国家卫生系统比发展中国家先进,但是发展中国家也有许多卫生成功的经验,某些卫生指标也接近甚至超过发达国家。中国是最大的发展中国家,不能不切实际地向发达国家看齐,也不能总是故步自封地与落后为伍。因此,在指标的分配上,考虑发达国家与发展中国家各占一半。这样的分布,比较具有代表性。

（3）符合记忆规律标准

研究成果应当让人留下印象,而人们的记忆是受规律制约的,比如适时记忆的规律。根据对心理学的研究,"7±2"个块是人类短时记忆的广度。所谓块,即意义的一组刺激,作为一个记忆单元被存储在短时记忆当中。通过组块,也就是若干较小单位的信息被组合为熟悉的、较大的单位。正是借助这个加工的过程,人类得以在短时记忆中存储比较丰富的信息。如果短时记忆的内容很少,那么,进入长期记忆的东西就更少了。因此,为了有效把握世界主要大国卫生体系公平性问题,作为典型案例研究,对比国家数目在 7 个左右为好。考虑选取 6 个比较国家,加上中国,对比国家数量正好7 个。

（4）平衡卫生体制模式的标准

卫生体制模式决定一个国家的卫生基本面貌,它集中体现了一个国家的卫生系统特征。根据郁建兴[①]、乌日图[②]等的研究,世界卫生体制模式主要有五种:1.国家福利型卫生模式。2.社会共济型卫生模式(社会保险型)。3.市场主导型卫生模式。4.国家保障型卫生模式。5.积累储蓄型卫生模式。在选取比较国家时,最好各种卫生模式都能照顾到,并选取该模式的代表性国家。

（5）邻国标准

邻国由于地缘接近,国家之间天然的有这样那样的相似性,人们往往自

---

① 郁建兴、徐越倩:《服务型政府》,中国人民大学出版社 2012 年版,第 36 页。
② 乌日图:《医疗保障制度国际比较研究》,化学工业出版社 2003 年版,第 66 页。

觉或不自觉地与邻国进行比较。睦邻友好是一个国家和平发展的重要条件,相互借鉴是十分有益的。不仅可以促进卫生系统,对其他领域也会有所帮助。故而,将邻国作为选取比较国家的标准之一。

2. 标准间冲突的处理规则

由于同时存在 5 个标准,它们之间不可避免地会存在冲突。因此,需要确立处理冲突的规则即确立优先规则。本书的优先规则是:

(1)顺序优先规则

顺序在前的优先考虑,大致相当于"词典编排顺序"。要求优先考虑第一条标准,再考虑第二条规则,依此类推。各条标准地位不是平等的,顺序有先后,序列中较前的相对于较后的有较大的重要性。

(2)综合考虑规则

以上 5 条标准的采用,只是大致相当于"词典编排顺序"(类似于按 A、B、C 顺序编排),不是"词典编排顺序"。根据研究的目的,5 条标准综合考虑,决定典型国家的取舍。

(二)选取过程

1. 选取经济大国

一国的国内生产总值(GDP)在世界各国中的排名,基本上代表该国的经济实力。世界各国 GDP 年度排名前十位的,可以表明该国当年是世界经济大国。鉴于本书国际比较主要数据,截止时间为 2012 年(个别数据为2013 年),因此,将世界各国 2012 年 GDP 排名前十名的国家作为经济大国。世界银行对 2012 年世界各国 GDP 进行了排名,中国国家统计局转引了该资料。前十位的排名及 GDP 情况,见表1。

表1　2012 年世界各国 GDP 排名(前十)

国　家	2012 年 GDP(亿美元)	排　名
世　界	717073	
美　国	156848	1
中　国	82270	2

国　　家	2012 年 GDP（亿美元）	排　　名
日　　本	59640	3
德　　国	34006	4
法　　国	26087	5
英　　国	24405	6
巴　　西	23960	7
俄罗斯	20220	8
意大利	20141	9
印　　度	18248	10

资料来源：世界银行。转自中华人民共和国国家统计局：《中国统计年鉴 2013》，中国统计出版社
　　　　　2013 年版。

　　符合此标准的 9 个国家为：美国、英国、日本、德国、法国、意大利、巴西、俄罗斯以及印度。

　　2. 平衡发达国家与发展中国家入选数量

　　将国家分为发达国家与发展中国家两大类，是一种常用的分类方法。但是，这一分类没有公认的标准，通常是约定俗成。可考虑按人均收入作为标准。世界银行将各国人均收入分为 4 组：低收入（Low income）、中低收入（Lower middle income）、中上等收入（Upper middle income）、高收入（High income）。将高收入的认定为发达国家，其他 3 组为发展中国家。

　　世界银行对 2012 年世界人均国民收入分组如下（取 GDP 前十名的国家），见表 2。

表 2　2012 年世界七国收入分组

国　　家	2012 年收入分组
美　　国	高收入
英　　国	高收入
日　　本	高收入
意大利	高收入
德　　国	高收入

国　家	2012 年收入分组
法　国	高收入
中　国	中上等收入
巴　西	中上等收入
俄罗斯	中上等收入
印　度	中低收入

资料来源：World Health Organization：World Health Statistic 2013［Z/OL］，［2016－07－08］，http://www.who.int/gho/publications/world health statistics/en/.

据此条件筛选,6 个发达国家是美国、英国、日本、德国、法国、意大利;3 个发展中国家是巴西、俄罗斯以及印度。据第 2 条心理学记忆规律标准,考虑选取 6 个比较国家,加上中国,对比国家数量正好 7 个。据此,指标分布是发达国家与发展中国家各 3 个。这样,3 个发展中国家巴西、俄罗斯以及印度全部入选。6 个发达国家美国、英国、日本、德国、法国、意大利,具体哪 3 个国家入选,有待后面环节。

3. 根据卫生体制模式标准选择

美国、英国、日本、德国、法国、意大利等 6 个发达国家,隶属世界 5 种主要卫生模式情况如下:(1)国家福利型卫生模式:英国。(2)社会共济型卫生模式(社会保险型):日本、德国、法国、意大利。(3)市场主导型卫生模式:美国。因此,按照每种模式选取一个国家的原则,本书先选出英国、美国。同时,考虑在日本、德国、法国、意大利等 4 个国家中选择 1 个。遗憾之处是没有选取到国家保障型卫生模式与积累储蓄型卫生模式的国家。

4. 按邻国标准选择

日本是中国的海上邻国,入选。德国、法国、意大利等 3 国不是我国邻国,被排除。社会共济型卫生模式(社会保险型)最早起源于德国,德国是社会医疗保险制度的创始国。日本、法国、意大利等国学习借鉴了德国的经验,与德国卫生体制模式有比较高的相似性。选择日本,基本上也能从整体上代表此种模式的基本特征。

（三）选取结果

最终选取的 6 个国家是美国、英国、日本、巴西、俄罗斯以及印度，加上中国，组成 7 个比较国家。

（四）选取结果的验证

1.7 个比较国家是经济大国

仅以一年的世界 GDP 排名，认定一个国家是世界经济大国，有一定的不确定性。为此，本书将 2013 年和 2014 年世界 GDP 排名前十位再次对比。如果 7 个对比国家，排名排位还是在前十以内，就可以确定其具备大国特征。

表3　2013 年和 2014 年世界各国 GDP 排名（前十）　单位：亿美元

国家	2013 年	排名	2014 年	排名
世　界	748999	—	778683	—
美　国	168000	1	174190	1
中　国	92403	2	103601	2
日　本	49015	3	46015	3
德　国	36348	4	38526	4
法　国	27349	5	28292	6
英　国	25223	6	29419	5
巴　西	22457	7	23461	7
俄罗斯	20968	8	18606	10
意大利	20713	9	21443	8
印　度	18768	10	20669	9

资料来源：世界银行。转自中华人民共和国国家统计局：《中国统计年鉴 2014》、《中国统计年鉴 2015》，中国统计出版社 2014 年版、2015 年版。

如表 3 所示，7 个对比国家，2013 年和 2014 年世界各国 GDP 排名还在前十以内，因此，全部符合经济大国标准。

2.7 个比较国家的发达/发展中国家归类基本符合事实

仅以一年的世界收入分组，认定一个国家是发达/发展中国家，有一定的不确定性。为此，本书将 2013 年和 2014 年世界人均收入分组再次对比。如果七个对比国家，收入分组仍然基本不变，那么就可以认定原来的结果。

据 2013—2014 年世界收入分组(见表4),7 个比较国家中的美国、英国和日本这三个国家,被列入高收入国家,属于发达国家。中国、巴西仍然是中上等收入国家,印度保持中低收入国家不变,属于发展中国家。但是,俄罗斯2013—2014 年均被列入高收入国家行列。由于该国属于转型国家,多数研究者习惯上将其视为发展中国家。因此,按约定俗成,本书仍然认定其为发展中国家。

表4　2013—2014 年比较七国收入分组

国　　家	2013 年收入分组	2014 年收入分组
美　　国	高收入	高收入
英　　国	高收入	高收入
日　　本	高收入	高收入
意大利	高收入	高收入
德　　国	高收入	高收入
法　　国	高收入	高收入
俄罗斯	高收入	高收入
巴　　西	中上等收入	中上等收入
中　　国	中上等收入	中上等收入
印　　度	中低收入	中低收入

资料来源:世界银行。转自《World Health Statistic2014-2015》。

3.其他学者在卫生国际比较方面的研究有相似的做法

(1)赵秀竹的研究①,选取了发达国家和发展中国家作为典型案例进行分析,共选取了 7 个国家:美国、英国、日本、巴西、墨西哥、古巴、德国。

(2)张奎力的研究②,选取了美国、日本、巴西、印度、澳大利亚、德国、泰国、墨西哥等8 个国家进行医疗卫生制度分析。

以上两位学者在进行典型研究的时候,选取的国家也是在 7 个左右。

---

① 赵秀竹:《社会主义制度核心价值观视域下的中国医疗卫生体制改革研究——从公平正义角度解读中国医改》,中共中央党校博士学位论文,2015 年。
② 张奎力:《国外医疗卫生及其框架内的农村医疗卫生制度研究》,华中师范大学博士学位论文,2008 年。

与本书的选取数目差别不大。选取的国家中,美国、日本、巴西是共同的,与本书选取的国家有一半是相同的,说明有较大的相似性。由于研究的意旨不同,选取的国家也没有必要完全一致。

4. 国家的地理分布大致平衡

7个比较国家的地理分布如下:亚洲3个,欧洲2个,北美洲1个,南美洲1个。除了非洲,各大洲基本都有分布。鉴于尼日利亚、埃及、南非等非洲经济大国的GDP均没有进入世界前十位,因此,该地区没有入选国家。7个比较国家的地理分布大致平衡,由于研究的目的是对比世界经济大国的卫生系统,因此,本书无法保证比较国家在各大洲都有分布名额。

二、典型国家卫生系统相关情况

1. 美国

美国是当今世界的超级大国,许多领域居世界领先地位,卫生系统也不例外。美国是典型的市场经济国家,其卫生系统也烙下了深刻的市场印记,卫生筹资以私人保险为主,而不是实行国家全面的福利或者以社会保险为主。美国是世界上唯一没有实现全民医疗保险的发达国家。对于没有医疗保险这部分群体而言,获得医疗卫生服务是有困难的或者是不足的(急诊例外),以至于美国的健康指标与其经济水平不相称。1997—1999年美国的伤残调整预期寿命为62.3岁,世界排名第24位,在比较七国内部的排名为第四位。根据经济合作与发展组织(OECD, Organization for Economic Co-operation and Development)的统计,2006年美国的公共医疗保险覆盖率仅为27.4%,私人医疗保险覆盖率为65.2%,16%的美国人没有任何医疗保险[①]。

从克林顿政府开始,美国一直在进行卫生改革,2010年美国总统奥巴马签署ACA[②]法案,对美国卫生进行规模性的改革。目标是到2019年之前,让原来没有医疗保险的3200万美国人参加医疗保险。2013年医疗改

---

① 杜静:《奥巴马医改:"完美"逻辑与"不完美"假设》,《中国保险报》2010年2月24日。

② ACA是指《患者保护与评价医疗法案》(Patient Protection Affordable Care)。

革取得很大进展,但由于其两党意识形态差异,改革政策面临不确定性。美国卫生系统主要情况,见表5。

表5　美国卫生系统主要情况

项　　目	年　份	单　位	数　据
人口总数	2015	人	321774000
人均国民总收入	2013	万美元	5.2
人均卫生总支出	2013	国际美元	9146
卫生总支出占国内生产总值的百分比	2013	百分比	17.1
男/女出生期望寿命	2015	岁	77/82
5 岁以下儿童死亡率	2013	每千活产儿	6.9
15 岁至 60 岁男/女死亡率	2013	每千人	128/76

资料来源:World Health Organization.countries,2016-02-10,http://www.who.int/countries/en/.

2. 英国

英国是一个高度发达的典型资本主义国家,并于 1948 年建成福利国家。1948 年英国实行国家卫生服务体系(NHS,National Health Service),政府直接建立和掌管医疗卫生事业,国民的基本医疗卫生服务诉求均由政府免费提供。所以,英国被评为发达国家当中卫生成本最低、健康绩效最好、公平性最强的国家。但是,存在居民看病等待时间过长、内部效率不太高的问题。近期,通过加强内部市场的改革,此问题在一定程度上得到缓解。据卢祖洵等介绍,NHS 分为三个部分:医院服务、全科医业服务、社会个人服务(家庭保健等)①。其卫生系统主要情况,见表6。

表6　英国卫生系统主要情况

项　　目	年　份	单　位	数　据
人口总数	2015	人	64716000
人均国民总收入	2013	万美元	3.5

---

①　卢祖洵、金生国:《国外社区卫生服务》,人民卫生出版社 2001 年版,第 5 页。

项　　目	年　份	单　位	数　据
人均卫生总支出	2013	国际美元	3311
卫生总支出占国内生产总值的百分比	2013	百分比	9.1
男/女出生期望寿命	2015	岁	79/83
5岁以下儿童死亡率	2013	每千活产儿	4.6
15岁至60岁男/女死亡率	2013	每千人	88/55

资料来源：World Health Organization.countries，2016-02-10，http：//www.who.int/countries/en/.

3. 日本

日本是世界第三大经济体,也是世界第一长寿国。日本主要借鉴德国卫生模式,是亚洲最早实行医疗社会保险的国家。第二次世界大战后,经济的发展促进了日本在卫生保健方面的投资,加速了卫生和福利制度的完善和内容的充实。但是,人口老龄化的问题突出,日本政府通过社会保险来共同支持老年人照顾所需要的设施、服务等费用。同时提高老年人负担费用的比例,以保证代际间卫生负担公平。日本卫生系统主要情况,见表7。

表7　日本卫生系统主要情况

项　　目	年　份	单　位	数　据
人口总数	2015	人	126574000
人均国民总收入	2013	万美元	3.7
人均卫生总支出	2013	国际美元	3741
卫生总支出占国内生产总值的百分比	2013	百分比	10.3
男/女出生期望寿命	2015	岁	80/87
5岁以下儿童死亡率	2013	每千活产儿	2.9
15岁至60岁男/女死亡率	2013	每千人	81/42

资料来源：World Health Organization.countries，2016-02-10，http：//www.who.int/countries/en/.

4. 中国

计划经济时期(1949—1978年),通过政府的统一规划、组织,用较小的卫生投入,基本保障了全国人民最低限度的卫生需求,取得了令世人瞩目的辉煌成就,被国际社会盛赞为"中国模式",其特征是以最少投入获得了最大健康收益。这是我国卫生系统发展的典范阶段。改革开放时期(1978年以后),卫生系统的发展模式与原有模式有很大差异。虽然取得了一定的成绩,为未来的发展打下物质基础,但是政府对卫生的投入大幅度减少,出现了片面市场化、政府缺乏对市场有效监管的局面。"看病难、看病贵"现象十分严重,人们强烈要求进行卫生改革。这是我国卫生系统发展的低谷阶段。

新医改时期(2009年至今),2009年实行新医改,确立了以政府为主导、医疗机构坚持公益性的改革思路,医疗卫生改革取得了阶段性成果,尤其是在医疗保险方面。现阶段国民总体健康水平逐年在提高,然而卫生改革远没有成功,居民"看病难、看病贵"问题没有根本缓解。总之,从公平性角度看,我国卫生系统的发展可以归结为从典范到低谷,再到重整三个阶段。我国的卫生模式,从宣称的角度上看,是以政府为主导的模式。而事实上,目前是混合型。当前,政府、社会、个人在卫生费用的投入比例上基本持平。卫生系统主要情况,见表8。

表8　中国卫生系统主要情况

项　　　　目	年　份	单　位	数　据
人口总数	2015	人	1400000000
人均国民总收入	2013	万美元	1.1
人均卫生总支出	2013	国际美元	646
卫生总支出占国内生产总值的百分比	2013	百分比	5.6
男/女出生期望寿命	2015	岁	75/78
5岁以下儿童死亡率	2013	每千活产儿	12.7
15岁至60岁男/女死亡率	2013	每千人	103/76

资料来源:World Health Organization.countries,2016-02-10,http://www.who.int/countries/en/.

5. 巴西

巴西联邦共和国是南美最大的国家,国土面积850万平方公里。2013年GDP总值达22457亿美元,世界排名第七,为世界第七大经济体。巴西在 1988 年颁布的新宪法中,明确了"全民覆盖、公平、连续性、一体化"的医疗卫生体制的改革理念,确立"分权化"、"以州、市政府为主体"的改革原则,创建了国家统一卫生体系①(SUS, United Health System),其成功经验受到全世界瞩目。但是巴西是世界上贫富差距最大的国家之一,其卫生系统同样是表现为严重不公平。据世界卫生组织 2000 年报告,其卫生筹资捐资比排名第 189 位。十多年来,巴西在卫生方面持续改革,卫生系统公平性有一定程度的改善。

但是以矿产业出口为其经济支柱之一的巴西,如今却面临中等收入国家陷阱,能不能顺利跨过尚不得而知。巴西的卫生模式是国家福利与商业保险结合的混合型模式,基本不采用社会保险制度是其特色,国家对基本医疗卫生服务免费。其卫生系统主要情况见表 9。

表 9　巴西卫生系统主要情况

项　　　目	年　份	单　位	数　据
人口总数	2015	人	207848000
人均国民总收入	2013	万美元	1.4
人均卫生总支出	2013	国际美元	1454
卫生总支出占国内生产总值的百分比	2013	百分比	9.7
男/女出生期望寿命	2015	岁	71/79
5 岁以下儿童死亡率	2013	每千活产儿	13.7
15 岁至 60 岁男/女死亡率	2013	每千人	197/97

资料来源:World Health Organization.countries,2016-02-10,http://www.who.int/countries/en/.

6. 俄罗斯

俄罗斯的前身——苏联曾经是世界超级大国,目前综合国力处于世界第二位。1991 年苏联解体后,俄罗斯由社会主义制度向资本主义制度转型,由中央集权计划经济向市场经济转型。它是世界上人口减少速度最快的国家之一,2015 年人口总数降到约 1.43 亿。2005 年走上了以政府主导

---

①　陈昱方:《"金砖四国"医疗卫生体制的比较研究》,华中科技大学博士学位论文,2011 年。

为主、以市场为辅的医疗模式。俄罗斯推动私立医院发展,激励公民购买商业保险,以补卫生财政投入之不足。此外,俄罗斯政府还实行医药分离制度,有效切断医院和药品销售之间的利益链条,取得了很好的成就。其卫生系统主要情况,见表10。

表10　俄罗斯卫生系统主要情况

项　　目	年　份	单　位	数　据
人口总数	2015	人	143457000
人均国民总收入	2013	万美元	2.3
人均卫生总支出	2013	国际美元	1587
卫生总支出占国内生产总值的百分比	2013	百分比	6.5
男/女出生期望寿命	2015	岁	65/76
5岁以下儿童死亡率	2013	每千活产儿	10.1
15岁至60岁男/女死亡率	2013	每千人	339/126

资料来源:World Health Organization.countries,2016-02-10,http://www.who.int/countries/en/.

7. 印度

印度于1947年获得独立,是人口数量仅次于中国的大国,同时是一个贫富差距悬殊巨大的国家。2013年GDP总量为18768亿美元,世界排名第十位。印度目前仍然属于中低收入行列国家,但据世界卫生组织的2000年报告,其卫生筹资捐资比排名第43位。

印度宪法规定,所有公民都享有免费医疗服务。印度已经建立了三级卫生服务体系,民营卫生机构数量超过公立机构。外国药品在印度不受知识产权保护,因此印度可以大量生产与使用物美价廉的仿制药品。同时政府大力推行草药。这些政策基本保障了印度公民最低的卫生需求。其卫生模式是国家福利与商业保险结合的混合型模式,国家对基本医疗卫生服务免费。但是免费的卫生服务差强人意,事实上,要得到稍好些的卫生服务,居民仍然要自行购买。其卫生系统主要情况见表11。

表11　印度卫生系统主要情况

项　　目	年　份	单　位	数　据
人口总数	2015	人	1300000000
人均国民总收入	2013	万美元	0.5
人均卫生总支出	2013	国际美元	215
卫生总支出占国内生产总值的百分比	2013	百分比	4
男/女出生期望寿命	2015	岁	67/70
5 岁以下儿童死亡率	2013	每千活产儿	52.7
15 岁至 60 岁男/女死亡率	2013	每千人	239/158

资料来源：World Health Organization.countries,2016-02-10,http://www.who.int/countries/en/.

第一章　卫生系统公平性理论

卫生公平是什么？它何以存在？是谁导致了卫生不公平？谁该为卫生公平承担责任？以上问题涉及卫生公平成立的哲学前提，这是本章的研究重点。

第一节　核心概念界定

理论是概念与判断运动的结果，因此，确定核心概念的含义是开展研究的前提。理解概念，需要借助日常经验，但是概念是现实的抽象，与现实也不完全相同。同时理解概念，更重要的是要将其置身于某一理论体系中，离开了该理论体系，概念的含义就可能不同了。故而，概念难以做到统一，难以做到放之四海而皆准。诚然，对核心概念的理解，也涉及特定语境的问题。

一、健康与卫生

健康与卫生是医疗及公共卫生的上位概念。"健康不仅是疾病与体虚的匿迹，而是身心健康社会幸福的总体状态。"①卫生是指为维护和增进人

---

① 世界卫生组织：《阿拉木图宣言》，2016 年 2 月 12 日，见 http://www.who.int/topics/primary_health_care/alma_ata_declaration/zh/。

体健康,预防和治疗疾病,改善和创造合乎生理、心理需求的生产环境、生活条件所采取的个人的和社会的一切行为与措施。英文中的"health",同时具有"健康"与"卫生"两种含义。卫生作为日常用语指的是清洁卫生(hygiene),如"个人卫生""打扫卫生"。但是,卫生的非日常用语至少包含了医疗与公共卫生两个方面。

医疗(Medical)主要是指诊断与治疗疾病。公共卫生(public health)是指通过评价、政策发展和保障措施来预防疾病、延长人寿命和促进人的身心健康的一门科学和艺术。公共卫生服务项目有:传染病和突发公共卫生事件报告和处理、卫生监督协管、慢性病患者健康管理等。

二、卫生服务

卫生服务(Health Service)是指社会的医疗、公共卫生设施和制度,个人对其的利用,促进及维护健康的各类医疗、公共卫生活动总称。它包括拥有促进健康、预防疾病、治疗和康复等服务健全的卫生机构,完备和质量保证的服务网络,一定的经济投入,公平合理的卫生资源配置以及保证服务的可得性。世界卫生报告的解释是:"在本报告中,名词'卫生服务'包括健康促进、预防、治疗和康复,包括针对个体的服务(如儿童免疫或结核病治疗)以及针对群体的服务(例如大众戒烟运动)。"[①]国际上通用"卫生服务"一词,译为"医疗卫生服务",意在强调医疗在健康问题上的重要性。其实两者是一致的,包括医疗服务与公共卫生服务。卫生保健(Health Care,亦译健康照护),也可译为卫生服务,通常是指医疗卫生服务。卫生保健与卫生服务(Health Service)词义差别不大。

初级卫生保健(PHC,Primary Health Care)被认为是实现"2000 年人人享有健康"(Health For All By 2000,HFA/2000)这个全球卫生目标的可行路径,其定义为"基于切实可行、学术上可靠而又为社会所接受的方式与技术

---

① World Health Organization,The world report 2010 health systems financing,The path to universal coverage,Printed in France 2010,xxiii.

之上的主要的卫生保健,通过群众中个人及家庭的参与,并在本着自力更生及自决精神而发展的各个阶段上群众及国家能以维持的费用而使之遍及所有人等"①。对于目前中国而言,"初级卫生保健"类似于基本医疗卫生服务。基本医疗卫生服务(BHS,Basic Health Services)是指国家向其居民提供的最基本的医疗卫生服务,它是基本医疗服务与基本公共卫生服务的合称。作为国家的基本医疗卫生制度,它需要医疗保障体系及药品供应保障体系的有力支撑,在一定程度上包括了基本医疗保障制度及基本药物制度。

卫生服务是卫生系统最重要的职能,以至于有时用卫生服务指称卫生系统,但是卫生系统还有筹资等功能。

三、卫生系统

世界卫生组织(HS,Health System)认为:"卫生系统是指所有致力于产生卫生行动的组织、机构和资源。而一个卫生行动则被界定为否认是个人卫生保健、公共卫生服务还是多部门主动发起的其宗旨在于促进健康的各种努力。"②2000年世界卫生组织报告指出,卫生系统的职能是:为个人或非个人提供卫生服务;筹集、汇总和分配用于购买这些服务的税收;对人员、建设和设备进行投资;担当起被委托人给他们的资源、职责和期望总代理——彼此间及与卫生系统的目标间的联系情况。卫生系统的三大目标是:人群健康、卫生系统的反应性和筹资的公平性。

通过卫生系统的职能与目标可以确定卫生系统的结构。

美国著名卫生政策专家罗伯逊(Marc J. Roberts)将卫生部门(Health Sector)与卫生保健系统(The Health Care System)两个词交替使用,用于指称卫生系统。他将卫生部门的外延界定为:1. 所有提供卫生保健服务的人和机构。2. 用于保健服务的资金流。3. 紧密联系的机构,比如药品公司的

---

① 世界卫生组织:《阿拉木图宣言》,2016 年 2 月 12 日,见 http://www.who.int/topics/primary_health_care/alma_ata_declaration/zh/。

② World Health Organization,The world report 2000 Health systems:improving performance,Printed in France,2000,xi.

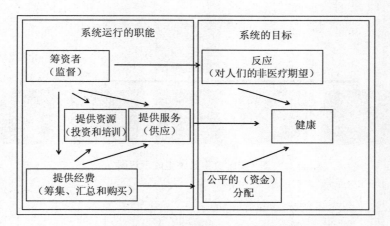

图1-1 卫生系统的职能和目标之间的关系图

资料来源：World Health Organization，The world report 2000 Health systems：improving performance，Prin-
ted in France，2000，p.23.

活动。3. 政府的卫生与财政等部门。4. 提供预防服务的机构提供的活动，
比如健康教育。[1]

以上两个定义的内容比较宽广，与其他系统的界限也并不十分明确。
可见，对卫生系统作出精准的定义并不是一件容易的事情。梁万年认为：
"卫生系统是指卫生机构及卫生从业人员按一定秩序和内部联系组成的
功能整体，是社会系统的重要子系统。"[2]它主要由医疗服务体系、医疗保
障体系、公共卫生服务体系以及药品供应保障体系等体系组成，见图
1-2。

卫生体系以及卫生体制也从属于卫生系统，前两者在词意上偏重于行
政管理构架。从更宏观的角度来看，社会是由政治、经济、文化等部门（系
统）构成的，卫生系统属于广义的文化系统，因此，通常也将文化教育卫生
联系在一起。定义有许多种，但是，卫生系统存在的宗旨是确定不移的，那
就是促进居民的健康。

---

① Marc J.Roberts，William Hsiao，Peter Berman，et al.，*Getting Health Reform Right- A Guide
to improving Performance and Equity*，New York：Oxford University Press，2008，Inc，8-9.
② 梁万年：《卫生事业管理学》，人民卫生出版社2012年版，第1页。

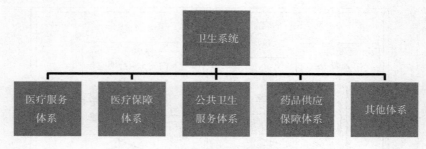

图 1-2　卫生系统组成示意图

四、公平

哲学家、政治学家、经济学家对正义、公正、平等、公平概念有不同的理解。"正义"首先是作为个人德性进行使用的，比如正义、节制、坚韧、谨慎列为西方社会传统的四大美德。正义作为品性，同其他道德品质一样，源于宗教信仰。人类早期将正义看作上帝的化身，通过正义，人们可以触摸到上帝的法袍。后来，"正义"这个词也用于另外一个场合，即用于国家、法律、社会制度、经济制度及具体事务，对这些问题的讨论，就不仅仅是伦理的范围了。而这也正是本书所讨论的场合。

正义有许多具体的表现形态，主要体现为公正与平等两端。公正更强调规范，它往往是"应当如此"的价值观念的集合，体现了人类正义的理想。苏格拉底(Socrates)偏重于公正的角度看待正义，他的基本观点可以概括为："无人可以占有属于他人的东西，而他拥有的东西也不能被剥夺……那么由此可见，正义就是做自己分内的事和拥有属于自己的东西。"①公正是社会的一种基本价值观念与准则。对于公正，可作如下的定义："公正与一定的社会基本制度相连，并以此为基准，规定着社会成员具体的基本权利和义务，规定着资源与利益在社会群体之间、在社会成员之间的适当安排和合理分配。"②

---

① ［古希腊］柏拉图：《柏拉图全集》第 2 卷，王晓朝译，人民出版社 2003 年版，第 410 页。
② 吴忠民：《公正新论》，《中国社会科学》2000 年第 4 期。

　　而平等更强调实践,它首先要解决的问题是,正义的理想如果能体现在现实中,那么最为重要的内核究竟是什么? 亚里士多德(Aristotle,前 384—前 322 年)偏重于平等的角度看待正义,"分配的公正在于成比例,不公正则在于违反比例。不公正或者是过多,或者是过少。这样的情况常常会发生:对于好东西,总是不公正的人所占太多,受到不公正的对待的人所占过少。在坏的东西方面则正好反过来。因为要是在两恶之中挑选,小恶就比大恶好些。当然恶总不如善可取,而善是越大就越可取。"①中世纪经院哲学的哲学家、神学家托马斯·阿奎纳也持此种观点,"正义活动是一种对外活动。正义或根据正义所处理的事,是按适当比例给予同我们有正义联系的某人的。这样,每个人所得到的就是按照公平比例应当归于他的份额。因此,所谓的适当的正义行为就是给予每人所应得的份额。"②

　　可见,"正义"等概念本身就是一个关系范畴。没有"不正义"就无所谓"正义",没有"不公正"就无所谓"公正",没有"不平等"就无所谓"平等"。

　　公正与平等两者有内在联系,两者也有一定的包含关系。离开了平等的公正,可能会是邪恶;离开了公正的平等,就是均等,也可能会导致不公正。平等不同于均等。平等有一种趋势,那就是走向均等。但是,平等强调合理的均等化,比均等更靠近公正。均等(Equalization)强调的是分配结果在数量和质量上的同等化,我们可以从公共服务均等化的三种标准中看到均等化对数量上同等化的偏爱。"目前关于公共服务均等化的标准有三种:一是最低标准,即要求政府提供的基本公共服务具有保底功能;二是平均标准,即要求政府必须提供中等水平的基本公共服务;三是相等标准,要求政府使不同群体所享受到基本公共服务结果相同"。③

　　在将正义分为公正与平等两端之后,如何体现正义呢? 人们通常使用"公平"一词,公平有公正与平等两个含义在里面。因此,可以说公平是正

---

　　①　[古希腊]亚里士多德:《尼各马可伦理学》,廖申白译,商务印书馆 2003 年版,第 136 页。

　　②　[美]莫特玛·阿德勒、查尔斯·范多伦:《西方思想宝库》,周汉林、戴阳、刘大洪等译,中国广播电视出版社 1991 年版,第 795 页。

　　③　任强:《公共服务均等化问题的研究》,经济科学出版社 2009 年版,第 31 页。

义的集中体现,它包含了公正与平等两端,是正义的化身。"平等"偏重于数量的均衡,但不是均等。然而,"公平"关乎公正,甚至"不均等"也会有被裁定为公正的情形。譬如,在卫生保健领域里,拥有非均等的医疗服务可及性可能会被裁定为公平;易患病的群体也许更应该给予更大的医疗服务可及性。

公平不等于福利。需要对"公平"与"为公民提供福利的外部环境"这两个概念作出区分。"能为公民提供福利的外部性"这一概念被描述为,个体见证并知晓社区中的其他人一定接收到了及时且需要的医疗保健服务这一事实。不过,这种关注基于个体层面。而"公平"则是一个更为宽泛的概念,充分体现了一个独立的外部视角出发的公正概念:它审视这种分配关系是否合理。强调的是机会,即便他没有真正去接受这种福利,只要机会是平等的,也就是公平的。

至此,笔者认为,公平是介于公正与平等之间的一种正义形态。

五、公平性

中文"公平"一词从词性上看,可分为:1. 公平(名词),对应英文为 Equity,亦称公平性。在公平后面加"……性",表示某物具有某种属性,提高了词语的精准度。2. 公平的(形容词),对应的英文为 Equal。公平性是指某事物的公平属性,表示一个事物具有公平性质的程度。

正义、公正、平等、公平、公平性五者关系,见图1-3。

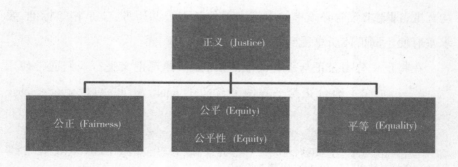

图1-3 正义、公正、平等、公平、公平性五者关系图

第二节　几种主要公平理论

正义是人类不懈追求的理想。而对于何谓正义，有许多截然不同甚至相互冲突的定义，这些定义处于鲜明的对立之中。有的定义将平等作为公正的核心，而弗里德里希·威廉·尼采（德文：Friedrich Wilhelm Nietzsche，1844—1900 年）却将其视为毒药，他写道："平等的说教！……世上没有比这更毒的毒药了。这看起来似乎是正义本身所鼓吹的，而它实际上却是正义的目的……'相同的人才能享受平等的待遇，不同的人只能享受不平等的待遇'，这才是真正的正义声，并且由此而产生：'永远不要使不平等的东西相等'。"①有些正义的定义求助于社会契约，有些则求助于功利。因此，在探讨正义的定义之后，有必要选择相应的公平理论以开展下一步的研究。

我国古代就有了丰富的公平思想，比如《礼记·第九篇礼运》："大道之行也，天下为公，选贤与能，讲信修睦。故人不独亲其亲，不独子其子，使老有所终，壮有所用，幼有所长，鳏、寡、孤、独、废、疾者，皆有所养，男有分，女有归。"②它的大同思想包含了对公平社会选人用人制度、养老与医疗保障制度的基本设想。"丘也闻有国有家者，不患寡而患不均，不患贫而患不安。"③孔子的言论，涉及了三个思想：1. 社会资源公平分配的重要性。2. 绝对公平与相对公平的区别。3. 相对公平重于绝对公平。

马克思主义的公平理论是我国公平理论的指导思想。马克思主义的公平理论认为，现代意义上的平等与自由，本质上是商品经济的产物。卡尔·马克思指出："流通中发展起来的交换价值过程，不尊重自由和平等，而且自由和平等是它的产物；它是自由和平等的现实基础。作为纯粹观念，自由

---

① 转引自［美］莫特玛·阿德勒、查尔斯·范多伦：《西方思想宝库》，周汉林、戴阳、刘大洪等译，中国广播电视出版社 1991 年版，第 844 页。
② 《四书五经简注》，闫红卫等注，山东友谊出版社 2000 年版，第 1164 页。
③ 《四书五经简注》，闫红卫等注，山东友谊出版社 2000 年版，第 177 页。

和平等是交换价值过程的各种要素的一种理想化的表现;作为在法律的、政治的和社会的关系上发展了的东西,自由和平等不过是另一次方上的再生产物而已。这种情况也已为历史所证实。"①中国共产党十八大报告指出:"必须坚持维护社会公平正义。……逐步建立以权利公平、机会公平、规则公平为主要内容的社会公平保障体系,努力营造公平的社会环境,保证人民平等参与、平等发展权利。"②这是对马克思主义公平观的新概括。

分析卫生系统公平性问题通常涉及自由主义、功利主义、社群主义及罗尔斯的公正论。自由主义是一种以自由作为主要政治价值的哲学流派,最具影响力的哲学家是伊曼努尔·康德(Immanuel Kant,1724—1804年)。康德认为,所谓"纯粹实践理性",是相对于"纯粹思辨理性"而言的。和理论理性不同,实践理性就有决定意志的能力,因而是绝对自由的。任何人都有道德行为的能力,知道什么是正确的。每个人都有自由意志,个人可以自己支配自己,不受任何外部原因的支配。正如阿玛蒂亚·森认为的,社会应当对创造公民可以选择的机会负责,而不是替个人作选择。因此,自由主义特别强调,对于像健康权这类"消极权利"(negative rights)只要求权利相对人予以尊重与容忍,国家与社会没有必要干涉,也不需要像对待"积极权利"那样,担负起"权利相对人予以给付或作为"的义务。

功利主义的代表是亚当·斯密及英国哲学家杰里米·边沁等。边沁认为,正确的行为是一种"能使最多的人获得最大幸福"的行为。边沁认为可以根据公式,计算个人的快乐和痛苦。依据这种哲学,评估卫生系统表现的是测定其使每个人幸福快乐的程度,将这些测量汇总起来以反映健康制度所产生的功利。功利主义认为,如果一项公共政策增加了社会所有成员社会满意度总和的净平衡,那么,这项政策就是符合公共利益的。换句话说,如果一项公共政策让每一个人的状况都有轻微的改善,即使这个政策以其他方式让有些人的状况发生了轻微恶化,这个政策也是公平的且符合公共

① 《马克思恩格斯全集》第30卷,人民出版社1995年版,第199页。
② 《坚定不移沿着中国特色社会主义道路前进 为全面建成小康社会而奋斗——在中国共产党第十八次全国代表大会上的报告》,人民出版社2012年版,第15页。

利益的。比如,增税以提高医生收入,从而吸引优质人才进入卫生系统。这种安排,尽管社会中最穷的人也会失掉一些钱,但是从功利主义的理论来说,这项政策既是公正的也是符合公共利益的,因为每个人的健康净平均值将会增加,包括社会中最穷的人。

社群主义代表有麦金太尔、桑德尔、迈克尔·沃尔泽等。他们的理论主张是公共政策的价值在于其所要创造的社会与人类形态;社区的成员决定了社区的特点,国家有责任确保个人得到发展,国家应当帮助其居民创造美好的社会。这种观点侧重于社区的性质,因此被称为社群主义。他们强调多元性,反对用单一的公正理论来处理所有社区所有居民的问题,主张应该用不同道德的社区的观念来评价社会而不是只有一个声音。

在社会公平正义方面,社群主义反对构建一个单一的公正理论来评价所有的社会,主张公正的原则应该是多元的,它应该来自于尽可能多的不同道德社会群体的不同的"善"的概念。这方面代表性人物主要有英国牛津大学的戴维·米勒和美国当代著名的政治哲学家。

各种正义论都发挥了其作用,影响着人类的公平实践。然而在各种正义论中,对当今世界影响最大的则是美国著名思想家约翰·罗尔斯(John Rawls)的正义理论。

第三节　罗尔斯正义理论

美国著名思想家约翰·罗尔斯于1971年出版了《正义论》。"正义是社会制度的首要价值,正像真理是思想体系的首要价值一样。一种理论,无论它多么精致和简洁,只要它不真实,就必须加以拒绝或修正;同样,某些法律和制度,不管它们如何有效率和条理,只要它们不正义,就必须加以改造或废除。"[1]在

---

① ［美］约翰·罗尔斯:《正义论》,何怀宏、何包钢、廖申白译,中国社会科学出版社1988年版,第3页。

如此崇尚宣示正义的价值之余,罗尔斯仍然感到言犹未尽。他表明了更坚定的态度:除非可以以一种小的不正义,来避免一种大的不正义,否则正义决不低头于现实。既然正义无可辩驳地是社会制度的首要价值,那么正义论主要是解决哪一领域的问题呢?以及它能够解决什么问题呢?罗尔斯对此的回答是:"对我们来说,正义的主要问题是社会的基本结构,或更准确地说,是社会主要制度分配基本权利和义务,决定由社会合作产生的利益之划分的方式。"①

通过探讨,罗尔斯得出了基本结论:"所有的社会的基本善——自由和机会、收入和财富及自尊的基础——都应平等地分配,除非对一些或者所有社会基本善的一种不平等分配有利于最不利者。"②

这就是罗尔斯的正义观,它也反映在两个正义原则中,并且通过这两个原则,正义论具有了操作性。这两个最为人们所熟悉的正义原则就是:"第一个原则 每个人对与所有人所拥有的最广泛的基本自由体系相容的类似自由体系都应有一种平等的权利。第二个原则 社会的和经济的不平等应这样安排,使它们:①在与正义的储存原则一致的情况下,适合于最少受惠者的最大利益;并且,②依系于在机会公平平等的条件下职务和地位向所有人开放。"③

罗尔斯将自由的优先性原则置于正义对效率和福利的优先原则之前,表明要将正义论贯彻到底的决心,断绝了那些在正义、效率、福利关系问题上摇摆不定者的心思。在罗尔斯看来,不能为了多数人的利益,白白牺牲少数人的权益。而弱势群体(最不优惠者)往往是最容易被侵犯的人群,因此正义论不遗余力地保护了弱势群体。

罗尔斯这种作为公平的正义理论,可以从英国哲学家托马斯·霍布斯(Thomas Hobbes,1588—1679年)那里找到支持的证据。"人民为了求得自

---

① [美]约翰·罗尔斯:《正义论》,何怀宏、何包钢、廖申白译,中国社会科学出版社1988年版,第7页。

② [美]约翰·罗尔斯:《正义论》,何怀宏、何包钢、廖申白译,中国社会科学出版社1988年版,第303页。

③ [美]约翰·罗尔斯:《正义论》,何怀宏、何包钢、廖申白译,中国社会科学出版社1988年版,第302页。

身的安全,进而要求掌有统治大权的人或人们对于处于不同社会地位上的人们都一视同仁,主持正义。这就是说,不分贫富,不论贵贱,只要谁蒙受了不平,就得为他主持公道,伸张正义。因此,无论是大人物施暴力于小人物,还是小人物施暴力于大人物;无论是大人物侮辱了小人物,还是小人物侮辱了大人物;无论是大人物伤害了小人物,还是小人物伤害了大人物,都同样要受到惩罚。因为这里面就包含着正义。这作为自然法则的箴言,无论是高贵的君主,还是他最卑微的臣民,都应该恪守不渝。"①霍布斯不仅强调正义是自然法则,人类不可更改,同时也强调对于这份正义也是人人平等的。

在现代哲学的许多理论中,占优势的是某种形式的功利主义。罗尔斯通过对洛克、卢梭和康德所代表的传统社会契约理论进行概括,提出了一种使传统的社会契约论更为概括和抽象的正义论。可以说,罗尔斯以《正义论》一书的理论力量,打破了 20 世纪分析哲学的重重枷锁,重新开创了现代规范伦理学的繁荣局面。罗尔斯的正义论令人振聋发聩,让萎靡不振的世人看到了希望,对世界产生了广泛而又深刻的影响。同时,他的理论也让学者们在当代道德哲学荒芜的景况中,看到了重新确立人的价值与地位的希望。其理论的形成标志着当代哲学潮流的重要转折由语义分析到现实问题研究,由怀疑到肯定。

正义论对我们而言,它更加现实的价值是充分调和了自由与平等的矛盾。自由是人性,它在人类社会中有崇高的价值。但是,平等也是社会特别重要的价值。希腊悲剧大师欧里庇德斯(Euripides,前 480—前 406 年)写道:"伊俄卡斯达:最好还是给平等以荣誉,由于它常驻人间,把朋友、城市和盟友联结在一起,确定了人们行动的尺度和各自的位置。如果平等一旦离去,弱小者对强大者仇恨的火焰,就会熊熊燃起,人们相互敌视的日子就会开始。"②然而,这两者处于尖锐的矛盾之中。对此,美国社会学家 W.G.

---

① 〔美〕莫特玛·阿德勒、查尔斯·范多伦:《西方思想宝库》,周汉林、戴阳、刘大洪等译,中国广播电视出版社 1991 年版,第 795 页。

② 〔美〕莫特玛·阿德勒、查尔斯·范多伦:《西方思想宝库》,周汉林、戴阳、刘大洪等译,中国广播电视出版社 1991 年版,第 837 页。

萨姆纳作出深刻描述:"假如我们只能做以下的选择:自由,不平等,最合格者的生存;不自由,平等,最不合格者的生存。前者推动社会的前进并有利于社会最优秀的成员,后者则把社会拉向后退并有利于社会最劣等的成员。"①

自由与平等都是人类社会追求的价值,那么,正义又在哪里呢? 我们可以说,正义有它独立的价值。但是,在一定程度上,正义又体现在对自由、平等的良好调和之中。罗尔斯的伟大之处也在于他成功地对"平等、自由、博爱"三大价值作出了调和。尽管他的理论仍然面临两方面的诘难:有观点认为其理论侵犯人们的自由权利,也有观点认为其理论有利于富人阶层②。

自由主义者尤其反对把享受足够的医疗服务视为人权,他们或者认为,权利自然属性是消极的,仅仅要求不被他人侵犯,而不是积极地提供物品或服务;或者认为,公共医疗服务体系或公共医疗补助体系所必需的资金来源于征纳他们个人收入的税收,而这侵犯了最基本的私人财产所有权——人们有权自由选择如何支配他们的收入。对此,可以用罗尔斯的正义论作出基本的回应。但是,对这类涉及医疗领域的正义问题,还有一些特殊问题需要作出具体分析,才能作出完整的解答。

第四节　丹尼尔斯卫生公正论

沿着罗尔斯的足迹,诺曼·丹尼尔斯(Norman Daniels)开拓了卫生公正的研究领域。丹尼尔斯是著名的卫生公正问题的专家,《医疗公正论》是其于 1985 年发表的一部医疗公正问题的理论著作。丹尼尔斯论证了罗尔斯的公正论适用于卫生领域。他的贡献主要在四个方面:

---

① ［美］莫特玛·阿德勒、查尔斯·范多伦:《西方思想宝库》,周汉林、戴阳、刘大洪等译,中国广播电视出版社 1991 年版,第 845 页。

② ［美］约翰·罗尔斯:《正义论》,何怀宏、何包钢、廖申白译,中国社会科学出版社 1988 年版,第 26—27 页。

1. 论证了罗尔斯的公正论适用于卫生领域

丹尼尔斯认为,卫生保健的目标是排除疾病,消除不适,恢复身体功能。疾病本身是一种不幸的"自然博彩",除非"自然博彩"的影响得到补偿,否则难以获得公正。这种维持物种的功能,在性质上就是让人人都能成为正常的竞争者,这样作为社会的人,他在机会上都是平等的。因此,卫生保健与保护平等机会之间的这种关系,表明了卫生保健分配的公正原则就是罗尔斯所说的保护公平的平等机会原则。由此可见,罗尔斯的公正论适用于卫生领域。

2. 进一步阐明了人人拥有健康权

"我们承认医疗保健是一项权利,并且这个权利的获得是自然的。"①丹尼尔斯提出每个人都有获得医疗保健资源的权利,也就是公民拥有健康权。这一论断是有依据的。三个国际条约对此作出了规定:

(1)《世界人权宣言》(1948年)确认了公民的健康权,其第25条规定:"(一)人人有权享受为维持他本人和家属的健康和福利所需的生活水准,包括食物、衣着、住房、医疗和必要的社会服务。在遭到、疾病、残废、守寡、衰老或在其他不能控制的情况下丧失谋生能力时,有权享受保障。"②

(2)《经济、社会和文化权利国际公约》(1966年)进一步提高了健康权的标准及明确了政府的医疗服务义务,其第12条规定:"一、本公约缔约各国承认人人有权享有能达到的最高的体质和心理健康的标准。二、本公约缔约各国为充分实现这一权利而采取的步骤应包括为达到下列目标所需的步骤:(甲)减低死胎率和婴儿死亡率,儿童得到健康的发育;(乙)改善环境卫生和工业卫生的各个方面;(丙)预防、治疗和控制传染病、风土病、职业病以及其他的疾病;(丁)创造保证人人在患病时能得到医疗照顾的条件。"③

(3)《阿拉木图宣言》(1978年)明确健康权的名称,第1条规定:"一、大会兹坚定重申健康不仅是疾病与体虚的匿迹,而是身心健康社会幸福的

---

① Norman Daniels, *Just health care*, New York : Cambridge University Press, 1985, p. 4.
② 胡志强:《中国国际人权公约集》,中国对外翻译出版公司2004年版,第254页。
③ 胡志强:《中国国际人权公约集》,中国对外翻译出版公司2004年版,第6页。

总体状态,是基本人权,达到尽可能高的健康水平是世界范围的一项最重要的社会性目标,而其实现,则要求卫生部门及其他多种社会及经济部门的行动。"①

由此可见,以上国际条约通过创立法律及国际义务承担等形式,确立了公民健康权是基本人权。然而,权利往往意味着义务。正如美国当代著名法律哲学家卡尔·威尔曼(Carl Wellman)所言:"在判断一个声称的权力是真正的权力,对法律和道德的意义重大,因为权力的实际含义通常表明它们所隐含法律或道德义务。即使给出一项真正的现实权利,人们也会经常讨论该权利所真正隐含的义务是什么。……我们特别需要弄明白特定权利明显隐含的义务是否是真实存在的。以此判定真正权利所隐含的真正义务。"②

那么,如果承认卫生保健的领域存在人权或公民权,又有哪些人应当承担什么样的义务呢?政府是否应当为他们不同的医疗保障体系增加大量的公共资金呢?国家在加入以上条约的时候,政府代表其人民作出了承担其民众健康服务的责任,政府因此担任了公民健康权的义务。在对外作出承诺之后,各国会通过立法或者政策的形式履行自身的义务。世界各国,特别是发达国家通过税收等形式,筹集大量的资金用于公民的健康保健。英国、德国是这方面的典范。广大发展中国家通过初级卫生保健运动,政府在承担卫生责任方面也越来越好,比如泰国、巴西等国家。中共中央、国务院《关于深化医药卫生体制改革的意见》(中发〔2009〕6 号)指出:"从改革方案设计、卫生制度建立到服务体系建设都要遵循公益性的原则,把基本医疗卫生制度作为公共产品向全民提供,着力解决群众反映强烈的突出问题,努力实现全体人民病有所医。"③中国政府表示要把基本医疗卫生制度作为公

① 世界卫生组织:《阿拉木图宣言》,2016 年 2 月 12 日,见 http://www.who.int/topics/primary_health_care/alma_ata_declaration/zh/。

② [美国]卡尔·威尔曼:《真正的权力》,刘作翔、王锋、刘振宇等译,商务印书馆 2015年版,第 4—10 页。

③ 《关于深化医药卫生体制改革的意见》,2009 年 4 月 8 日,见 http://www.gov.cn/test/2009-04/08/content_1280069.htm。

共产品向全民提供,表明其承担了中国公民健康权的义务(不等同免费)。

国家承担公民健康权的义务往往通过税收的形式,有的人交税多而有的人交税少,有的人接受的卫生服务多而有的人接受的少,那么肯定将意味着其他人承担了某些人健康权的义务。这样做是公平的吗? 正义是一个关于有较高社会地位的群体,其行为理应高尚的普遍道理或人们普通持有的一种永恒观念。并非因为人人生而平等,所以强者负有一种为他人服务(包括为弱者服务)的道德义务,之所以如此,并不是由于利他主义的原因,而是因为人类相互依赖的重要性。诚如哈特所言,"人之所以服务,是因为正义需要这样做,而且,其结果是自尊的不断改善。于是,正义的行动不仅为人类创造了最优条件,而且还是自我理性化中的主要因素。"[1]

至此,可以确信公民健康权是基本人权。

3. 提出有限度的健康保障的观念

由于人类有不同需求及偏好,满足所有人全部卫生保健需要是不可能的,没有这么充足的供给。丹尼尔斯认为,"市场方式要求至少有两个层级的系统。较低级的层级提供体面的基本的最低标准,较高层级的提供市场能够承受的标准。"[2]

在他看来,较低层面的卫生保健是满足与较高生活水平相适应的卫生需求。它既不是最低的卫生需求,也不是最高和全部的卫生需求。至于什么是体面的基本的最低标准,"我的建议是采用平均费用,更合理说的是采用中上层收入水平人民的平均费用,用作定义体面的基本的最低标准的指导。"[3]这与初级卫生保健理念是相通的。人人享有健康是人类的卫生目标,但是实现这一目标的路径是初级卫生保健,因为它提供了一条可行路径——基于资金、药品、技术等方面的切实可行性。当然,每个国家都有自己的初级卫生保健的标准。从一般意义上看,丹尼尔斯的标准比初级卫生

---

① [美]H.乔治·弗雷德里克森:《新公共行政》,中国人民大学出版社 2011 年版,第26 页。

② Norman Daniels, *Just health care*, New York : Cambridge University Press, 1985, p.79.

③ Norman Daniels, *Just health care*, New York : Cambridge University Press, 1985, p.77.

保健的标准要高些。这一层面由国家提供保障。较高层级的卫生服务由个人通过市场方式解决,国家给予部分优惠。

4. 提出了评价卫生公平标准

丹尼尔斯及另外两位学者制定"公平性标志",来评估和促进关于克林顿第一任期内所提出的卫生改革。这些标志解决了关于任何改革必须被问及的基本问题:"它是否减少获得保健措施及医疗服务的障碍? 它是否提供与人口需求相应的保健服务? 它是否公平分配卫生保健支出? 改革是否促进临床及行政效率? 它是否让机构公开为其决定负责? 它如何影响人民可行使的选择?"[①]

丹尼尔斯与其他两位学者就美国医疗改革所提出的十个公平性标记(benchmark of fairness):"普遍取得使用——覆盖与参与、普遍取得使用——尽量减低非财务的障碍、照护之广含性与利益均一、财务之公平性——以社群订定保费比率、财务之公平性——依付费能力订定保费、经费所取得之价值——医疗上之效率、经费所取得之价值——财务上之效率、向民众负责、与其他开支之比较、病人选择的自由度。"[②]

丹尼尔斯后来将其开发为评介发展中国家卫生改革的政策工具。这一工具将原来的 10 个公平性标志,修改为 9 个。测试者根据形势改善的程度,用分数评估改革效果,即在 -5 到 5 的范围内给分,0 代表现状,5 代表最好。这是研判一个国家或者某个省份卫生改革公平性的标杆。

既然公民健康权是基本人权,那么社会就应当维护公民获得医疗卫生服务的权利,任何违背这一宗旨的行为都是不正义、不公平的。如果不能捍卫卫生领域的公正,那么维护社会的正义行动就是不彻底的。而卫生的公平,要通过卫生系统来实现。那么,一个卫生系统运作的过程与结果是否公

① Norman Daniels, J. Bryant, R. A. Castano, O. G. Dantes, K. S. Khan, &S. Pannarunothai, Benchmarks of fairness for health care reform: a policy tool for developing countries, *Health Systems*, 1999, pp.740-750.

② 参见 Norman Daniels, Donald W. Light, Ronald L. Caplan, *Benchmarks of Fairness for Health Care Reform*, Oxford: Oxford University Press, 1996, pp.37-64; 李瑞全:《台湾医疗保健制度之公平性:一个初步分析》,《医学与哲学(人文社会科学版)》2007 年第 12 期。

平,自然成为我们关注的重心。

第五节 卫生系统公平性的分类与定义

既然卫生系统担负起促进健康与卫生公平的双重责任,那么卫生系统的公平性有哪些种类以及各自的含义是什么呢?

一、卫生系统公平性的分类

卫生系统的公平性通常分为健康的公平性与卫生保健的公平性。而卫生保健公平性也可以称为卫生服务公平性。1996 年,世界卫生组织(WHO)与瑞典国际发展合作组织(SIDA,Swedish International Development Cooperation Agency)发出了《健康与卫生服务的公平性》倡议书,"公平性意味着公正。它强调人们生存机会的分配应以需要为导向,而不是取决于社会特权。"①在世界上任何一个社会,社会特权都是通过这些因素反映出来的:社会经济地位、性别、地理区位、道德规范或宗教信仰差异,以及年龄。追求健康状况和卫生服务的进步,意味着努力减少不公平和不必要的社会差距,同时作出有效的措施促进健康和卫生服务公平。该倡议书就是将健康公平性与卫生服务的公平性两者并列。

《2000 年世界卫生组织报告》第一次提出对国家卫生系统业绩评估的三项指标:对健康状况的改进度、对人群期待的反应性和对财政分担的公平性。② 对人群期待的反应性是反映系统在非卫生方面的运行状况,即是否满足了人群对预防、保健或非个体服务的提供者服务态度的期望,这是关于卫生保健方面的主观指标。

---

① World Health Organization,Equity in health and health care :a WHO/SIDA initiative,Geneva,1996,p.1.

② World Health Organization,World Health Report 2000, Health systems : improving performance,Printed in France,2000:xi.

Cam Donaldson 提出"公平"概念旨在取得公平的健康效果还是公平的卫生保健的问题。他的结论是："即我们的目标应聚焦在医疗卫生保健(体系)而不是健康(本身)。"[1]在他看来,在实践中,大多数的卫生保健体系并未致力于解决"实现公平健康水平分布"这一艰巨任务。导致这一状况的出现,至少部分原因在于影响健康和卫生保健的因素繁多,还有很多其他影响因子。更为现实地讲,卫生保健体系的职责是追求医疗保健的公平分配,因为公平分配可反映出体系的控制点所在。事实上,卫生系统真正的目标应是给人们提供有关卫生保健的机会,而非健康本身。然而,卫生保健活动领域的健康平等仍常常被确立为"黄金标准"。但是,设立这样一个无法企及的标准具有很大的误导性。因此,卫生系统没有必要探讨健康的公平性问题。

笔者不能认可 Cam Donaldson 的结论。任何公平都会有结果公平与过程公平两种,而结果公平是最终衡量公平与否的重要指标。如果只强调过程的公平,放弃对结果公平的探讨,那么,就会忘记从事某项事业的出发点。健康是卫生系统运行的结果,如果这个结果存在严重的不公平,那么再完美的卫生保健也是不可取的,也是根本不会存在的。"影响个体公平获得卫生服务的3个因素是:使用因素、过程因素以及市场因素。"[2]使用因素与卫生服务利用有关,过程因素与服务的提供有关,市场因素与卫生筹资有关。因此,综合丹尼尔斯、《健康与卫生服务的公平性》倡议书以及《2000 年世界卫生组织报告》的观点,本书认为卫生系统公平性分为三种类型:1. 健康公平性。2. 卫生服务可及性的公平性。3. 卫生筹资公平性。

二、卫生系统公平性的定义

(一)健康公平性(Equity in health)

Margaret Whitehead 认为,"健康公平性意味着,理论上每个人都享有公

---

[1]　Cam Donaldson, *Economics of Health Care Financing The Visible Hand*, Macmillan, 1992, pp.73-74.

[2]　Norman Daniels, *Just health care*, New York ：Cambridge University Press, 1985, p.63.

平的机会去获得完全健康的可能性,更实际地讲,如果可以避免,那么应该没有任何人在获取这个可能性的过程中处于不利地位。"①在这个定义的基础上,公平性和健康政策的目的不是要消除所有的健康条件差异以至于所有人的都享有同等水平和质量的健康,而是要减少或消除那些被认为是既可避免又不公正的因素所导致的差异。因此,公平性涉及创造健康的均等机会,并且尽可能把健康差异降到最小的水平。"欧洲国家 1985 年提出了一个健康公平性目标:到 2000 年为止,通过提高贫苦国家和群体的健康水平,国家间及一个国家中群体间的健康状况差异至少应缩小 25%。"②

不公平的健康的差距是可以缩小也是应当缩小的,但是不能片面追求绝对的平等。Mooney 指出,追求健康的平等不可避免地会导致此结果的出现,即人群的健康水平平等一致,但整体低于现阶段可达到的最佳健康状况。这将无法提升整个社会的健康水平走向一个更高的层次,因为这样的做法必将会被证明成本十分昂贵。所以,此种对健康目标的追求,必然会以降低某些人群健康水平为代价。

预期寿命、孕产妇死亡率、婴儿和儿童死亡率以及儿童生长与营养状况等是揭示健康状况的常用指标。伤残调整期望寿命和儿童成活率指数是研究健康状况的新指标。由于伤残调整期望寿命的测量比较复杂,因此,常用的寿命指标仍然是预期寿命。

(二)卫生服务可及性的公平性(Equity in health service accessibility)

卫生保健通常也可以称为医疗卫生服务或者卫生服务。A.J.Culyer 等认为,"以往的文献,卫生保健的定义主要有 4 种:人均医疗花销的平等、根据需求的分配、健康的平等、医疗保健可及性的平等"。③从"人均医疗花销的平等"定义卫生保健公平成为一些国家所使用的地方医疗财政预算分配

---

①　Margaret Whitehead, *The concepts and principles of equity and health*, World Health Organization Regional Office for Europe, Copenhagen, 2000:8.

②　Margaret Whitehead, *The concepts and principles of equity and health*, World Health Organization Regional Office for Europe, Copenhagen, 2000:1.

③　A.J.Culyer and Adam Wagstaff, *Need, Equity and Equality in Health and Health Care*, University of York Centre for Health Economics, 1992:1.

公式的基础。显然对该定义的反对意见是其完全没有考虑"需求"(医疗需求)。而第二种定义认为,医疗保健公平指的是根据需求的分配。Margaret Whitehead 认为"卫生保健的公平性可以定义为:同等的需求享有同等的卫生保健可及性,同等的需求获得同等的治疗条件,所有人都享有同等质量的卫生保健"。[①] 诚然,当个人要根据其社会地位、能力进入卫生保健系统,而不是根据他们的需要来获得卫生保健服务的话,卫生保健的不公平就开始了。然而,这个在许多政策性文件和学术文献中经常出现的第二种定义,比如,由于缺乏对"需求"这一核心概念的含义形成一致的意见,而在使用中造成障碍。第三种定义是"健康的平等"。该定义是"布莱克报告"的基础。公平的第四种定义意指"医疗保健可及性的平等"。该定义比其他定义更常见于政策性文件,且常被窄化为"公平即指为满足平等需求的可及性平等"。

那什么是可及性呢? 人们通常从个体进入医疗保健系统的角度来解释。Mooney 指出,"可及性"一词若从对个体开放的机会角度来定义,概念的使用价值会更大。因为,赋予个体的医疗机会是否被使用,随之而来个体是否真正进入医疗保健体系,这两个问题都是无形的(或不重要的)。于是,会出现以下情况,两个个体拥有相同的医疗保健可及性,然而,一个可能进入医疗保健体系,而另一个可能不。Le Grand 和 Mooney 提议"可及性"最好从个体在使用医疗服务的过程中蒙受的时间和金钱成本角度来理解。于是,可及性的平等就要求所有个体所面对的时间和金钱成本相同。

因此,卫生服务可及性的公平性是指每个居民都拥有获得卫生系统提供服务的机会,并且只要他(她)愿意,就随时可以实实在在地利用这种服务。对可及性的探讨涉及居民寻求且实际获得服务的难易程度,是否确实能方便、及时和实际地获得负担得起的和可接受的服务等方面。它与卫生服务的利用、卫生资源地理空间分布、财务负担能力等有关。由于卫生筹资

---

① Margaret Whitehead,*The concepts and principles of equity and health*,World Health Organization Regional Office for Europe,Copenhagen,2000:9.

单独研究,此处可及性不涉及财务问题。因此,卫生服务可及性的公平性由卫生服务利用及卫生服务提供的公平性(卫生资源配置的公平)等内容组成。可及性的指标有:卫生人力资源、医疗机构、医疗设备占有量与分布、生殖健康服务覆盖率、免疫接种覆盖率、患病就诊率等方面。

最近世界卫生组织提出了用反应性(Responsiveness)来衡量卫生服务提供中的公平性,按其定义,反应性包含:基本人权和病人对卫生服务的满意度。反应性是主观评价指标,它对卫生系统公平性的考量,不是通过统计服务提供及卫生资源的分布这些客观指标。同时其评价是针对整个卫生系统,而患者满意度则侧重于对就诊机构及医务人员进行评价。

（三）卫生筹资公平性(Equity in financing/ fairness of financing)

卫生筹资公平性是指根据支付能力而非疾病的危险来分散每个家庭因支付卫生系统的花费而面临的风险,能够对身患疾病的人群发挥经济保护的作用。卫生服务筹资过程中,不同人群间经济负担应该公平。卫生筹资公平性涉及两个关系的处理,一是健康者与患者的关系:健康人群与非健康人群之间的财务风险分担,通过建立资金风险池,让健康者为患者付钱,避免患者遭受疾病和经济困难的双重打击。二是富人与穷人的关系:通过有差别的税收等形式,让富人承担更多的卫生筹资责任,体现富人对穷人的经济帮助。

也可分为水平公平(horizontal equity)和垂直公平(vertical equity)。水平公平要求拥有相同支付能力的人,就应该支付相同的费用;垂直公平要求拥有不同支付能力的人,支付卫生费用可以不同等;负担能力强者多付费,负担能力弱者可以少付费。

（四）卫生系统公平性(Equity in health system)

卫生系统公平性是指卫生系统致力于降低社会人群在健康状况、卫生筹资、卫生服务可及性方面存在的不公正和本可避免的社会差距,力求使全体居民均能在健康状况及获得卫生服务方面具有平等的机会。它包括健康的公平性、卫生筹资的公平性、卫生服务可及性的公平性。

第二章　健康公平性

卫生系统公平性分为三种类型：1. 健康的公平性。2. 卫生筹资的公平性。3. 卫生服务可及性的公平性。健康是卫生系统运行的结果，体现结果的公平。卫生筹资、卫生服务利用的可及性是卫生系统的运行过程，体现卫生系统过程的公平。反映人群健康状况的常用指标有：预期寿命、孕产妇死亡率、婴儿和儿童死亡率、儿童营养与生长状况等。妇女儿童健康是人类持续发展的前提和基础，妇女儿童健康指标不仅是国际上公认最基础的健康指标，更是衡量社会经济发展和人类发展的重要综合性指标。同时，孕产妇死亡率、五岁以下儿童死亡率是联合国千年发展目标。另外，寿命是健康的核心指标。故本书围绕以上四个指标展开。

第一节　中国健康国际公平性

《2000 年世界卫生组织报告》对 191 名成员 1997 年的卫生系统业绩及1997—1999 年伤残调整预期寿命（DALE，Disability-Adjusted Life Expectancy）进行了排名。摘录情况见表 2-1。表中的内部排名，是七个比较国家的排名。

表 2-1　七个比较国家伤残调整预期寿命排名（1997—1999 年）

国　家	美　国	英　国	日　本	中　国	巴　西	俄罗斯	印　度
1997—1999 年伤残调整预期寿命 DALE（岁）	70.0	71.7	74.5	62.3	59.1	61.3	53.2

续表

国　　家	美　国	英　国	日　本	中　国	巴　西	俄罗斯	印　度
世界排名	24	14	1	81	111	91	134
内部排名	3	2	1	4	6	5	7

资料来源：World Health Organization. ［2016－07－08］, World Health Statistic2000［Z/OL］：52, http://www.who.int/gho/publications/worldhealth_statistics/en/.

　　结果显示,1997—1999 年中国伤残调整预期寿命为 62.3 岁,世界排名为第 81 位,在七个比较国家内部的排名为第 4 位。而作为邻国的日本,其伤残调整预期寿命达到了 74.5 岁,世界排名第一,这不得不引起我们的思考。《2000 年世界卫生组织报告》中指出,健康是卫生系统的既定目标。因此,国际国内的健康问题是否有所改善,健康公平性的情况如何,成为本书需要分析和探讨的关键所在。本章以美国、英国、日本等七个比较国家为研究对象,围绕上述关键问题,展开研究和分析。伤残调整预期寿命增添了反映生命质量的因素,比预期寿命更能反映健康状况。但是由于统计年鉴只统计预期寿命,因此以下的研究以预期寿命为指标。

一、预期寿命状况与公平性分析

(一)预期寿命状况

　　预期寿命指某年某地区新出生的婴儿预期存活年数,又称出生时预期寿命、人均预期寿命。预期寿命,可以反映出一个社会的总体生存状况,是评价健康的核心指标。

　　七个比较国家历年的预期寿命状况,见表 2-2。1990 年中国的预期寿命为 69 岁,在七个比较国家中排名第四,与俄罗斯并列;美国、英国、日本、巴西、印度等国分别比我国高出 6 岁、7 岁、10 岁、-3 岁、-10 岁。中国虽然超过巴西和印度,但是相比美国、英国和日本,仍然差距明显。

表 2-2　七个比较国家预期寿命情况　　　　　　　　单位:岁

国　家	1990 年	2006 年	2007 年	2008 年	2009 年	2011 年	2012 年	2013 年
美　国	75	78	78	78	79	79	81	81
英　国	76	79	80	80	80	80	81	81
日　本	79	83	83	83	83	83	87	87
中　国	69	73	74	74	74	76	77	77
巴　西	66	72	73	73	73	74	77	79
俄罗斯	69	66	66	68	68	69	75	75
印　度	59	63	64	66	65	65	68	68

资料来源:World Health Organization.[2016-07-08],World Health Statistic2000-2016[Z/OL]:52,ht-
tp://www.who.int/gho/publications/worldhealth_statistics/en/.

注:1. World Health Statistic 中各国预期寿命数据最靠近 1997 年的只有 1990 年,故选用。

2. World Health Statistic 缺少 2010 年的数据。

2013 年,中国的预期寿命为 77 岁,在七个比较国家中排位第五,超过俄罗斯和印度。美国、英国、日本、巴西、俄罗斯、印度等国分别高出我国 4 岁、4 岁、10 岁、2 岁、-2 岁、-9 岁。中国在七个比较国家中排名靠后,差距比较大。2013 年全球的预期寿命为 71 岁[①],中国高出全球水平 6 岁。2013 年七个比较国家预期寿命对比,见图 2-1。日本预期寿命最高;印度最低且低于全球平均水平。

经过 24 年的发展(1990—2013 年),中国的预期寿命增长了 8 岁。

2006—2013 年 8 年间,中国的预期寿命变化趋势,见图 2-2。总体趋势是平缓、低速增长,基本维持在 73—77 岁左右。中国预期寿命明显低于美国、英国和日本,但是高于巴西(总体)、俄罗斯和印度。七个国家均有增长,尤其是在 2011 年后日本和俄罗斯增长速度最快,巴西增长明显,其他国家增长速度较平缓。

2009 年中国实行新医改之后,预期寿命有所提升,2009—2012 年期间增长了 3 岁,但是在 2012—2013 年趋于停滞,未见增长。

———————

　　①　World Health Organization,2016-07-08,World Health Statistic2015,http://www.who.int/gho/publications/worldhealth_statistics/en/.

单位：岁

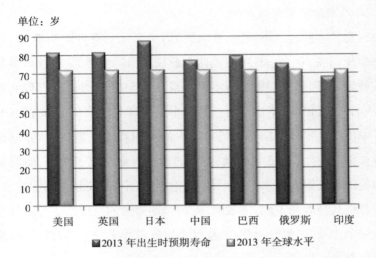

图 2-1 七个比较国家 2013 年预期寿命与全球平均水平

单位：岁

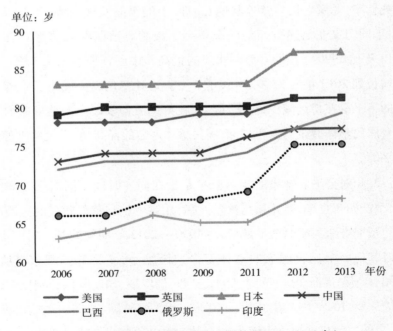

图 2-2 七个比较国家预期寿命变化趋势（2006—2013 年）

资料来源：World Health Organization. [2016-07-08], World Health Statistic2000-2016 [Z/OL], http://www.who.int/gho/publications/worldhealth_statistics/en/.

（二）预期寿命公平性分析

中国与日本同属亚洲国家，在人种、历史文化上有许多相似性，2013 年预期寿命却相差 10 岁。日本的预期寿命长期稳居世界第一，这表明预期寿命与人种无关，因此也间接表明本书采取中国与其他国家进行预期寿命的比较，从而反映健康公平性是可行的。中国与日本在预期寿命方面的差距，显示了中国提高整体预期寿命仍有较大的空间和可能性，在整体健康方面还有待加强。此外，2013 年开始，巴西的预期寿命超过了中国；而同属发达国家的美国和英国发展水平持平，但无论巴西、中国，还是美国和英国，均与日本有着极其显著的差距，这表明，人均预期寿命的发展水平与经济发展水平并非完全一致，这也提示我们，在经济发展过程中并不是自然而然地带来人均预期寿命的提高。

1. 绝对公平。健康的绝对公平是指预期寿命、孕产妇死亡率、婴儿和儿童死亡率、儿童生长与营养状况在时间上的纵向发展趋势，随着时间的发展，不同国家在上述方面的状况得到了改善。预期寿命的绝对公平是指 2013 年比 1990 年预期寿命有相应的提高。中国预期寿命从 1990 年的 69 岁增长到 2013 年的 77 岁，增长了 8 岁。这种变化趋势说明了中国预期寿命的不平等在持续减少，公平性朝着良好的方向发展。预期寿命的提高是衡量居民整体健康的重要指标，国民整体寿命的提高，能极大地改善健康的不平等。

2. 相对公平。健康的相对公平是指在同一时间不同国家之间预期寿命、孕产妇死亡率、婴儿和儿童死亡率、儿童生长与营养状况的差距改善程度。预期寿命的相对公平是指，在 1990—2013 年期间的某一时间点，中国相对其他六个比较国家的整体寿命差距缩小，不平等的现象有所改善。1990 年预期寿命美国、英国、日本、巴西、俄罗斯、印度等国分别比中国多出 6 岁、7 岁、10 岁、-3 岁、0 岁、-10 岁，2013 年美国、英国、日本、巴西、俄罗斯、印度等国分别多出中国 4 岁、4 岁、10 岁、2 岁、-2 岁、-9 岁。此种变化说明中国与各国的相对差距有所缩小，数量上不再悬殊。中国与其他国家的不平等差距得到弥合，相对公平性得到提高。

3.原因分析。造成中国健康状况公平性的原因主要有：（1）是否拥有基本卫生资源。"收入增长的差异并不是影响平均寿命的主要因素，更重要的决定因素是清洁的水、医疗卫生体系、维持医疗设备正常运转的能力以及基本的卫生知识。"①于富人而言，个人和公共健康的技术进步对提高整体健康更重要；而对穷人来说，采用便宜一点的技术，适当的营养、水和卫生设施等都会对健康产生影响。（2）与收入增长有关。国家之间的寿命结果存在很大的差别，较大程度上与收入增长有关，这一因素影响最大的应该是穷人，穷人收入增长对于提高寿命乃至整体健康都有很大的助力。而富人则追求高质量的健康生活方式，而不是"活着就是好"。他们推崇"活着与更好的活着——有质量的生存"。（3）教育因素。"无论在发达国家还是不发达国家，教育因素始终是对人口健康状况起着重要作用的变量。"②

二、孕产妇死亡率状况与公平性分析

孕产妇死亡率（MMR，Maternal Mortality Ratio）是指某地区一年内孕产妇死亡数与该地区当年活产数之比。由于比例较小，因而分母以十万计，分子及分母的单位均为个。通常来说，孕产妇死亡率即每十万例活产中孕产妇的死亡数为孕产妇死亡率。从妊娠开始到产后42天内，因各种原因（除意外事故外）造成的孕产妇死亡均计在内。孕产妇死亡率在一定程度上反映一个国家或者地区健康服务水平的高低。孕产妇死亡率的整体水平反映妇幼健康的公平程度。由于世界卫生组织对孕产妇死亡率的统计，只有5年的数据，故对孕产妇死亡率国际公平性的分析时间跨度亦作相应调整③。

（一）孕产妇死亡率状况

七个比较国家的孕产妇死亡率状况，见表2-3。

---

① 《世界发展报告合订本（2006—2007）：公平与发展》，胡光泽等译，清华大学出版社2013年版，第59页。

② 明艳、董志勇：《中国人口预期寿命的影响因素分析》，《社会学研究》2010年第4期。

③ 为了开展纵向比较，在缺少1997年数据的情况下，使用了1990年的数据，导致纵向比较时间跨度较大。

1990 年中国孕产妇死亡率为 120 /10 万,在七个比较国家中排名第五(孕产妇死亡率按从低到高的顺序排名,下同),与巴西并列。中国孕产妇死亡率分别是美国、英国、日本、巴西、俄罗斯、印度等国的 3.53 倍、3.33 倍、10.00 倍、1.00 倍、1.62 倍、0.20 倍。可见,中国孕产妇死亡率在七个比较国家中是偏高的。当年全球的孕产妇死亡率为每 10 万活产中有 380 个孕产妇死亡[1],是中国的 3.17 倍。

表 2-3 七个比较国家孕产妇死亡率   单位:1/10 万

国　　家	1990 年	2005 年	2008 年	2010 年	2013 年
美　国	34	11	24	21	28
英　国	36	8	12	12	8
日　本	12	6	6	5	6
中　国	120	45	38	37	32
巴　西	120	110	58	56	69
俄罗斯	74	28	39	34	24
印　度	600	450	230	200	190

资料来源:World Health Organization. [2016 - 07 - 08], World Health Statistic2000 - 2016 [Z/OL], ht-tp://www.who.int/gho/publications/worldhealth_statistics/en/.

2013 年,中国孕产妇死亡率为 32/10 万,在七个比较国家中排名第五,超过巴西和印度。中国孕产妇死亡率分别是美国、英国、日本、巴西、俄罗斯、印度等国的 1.14 倍、4.00 倍、5.33 倍、0.46 倍、1.33 倍、0.17 倍。当年全球的孕产妇死亡率每 10 万活产中有 210 个孕产妇死亡[2],是中国的 6.56 倍。

经过 24 年的发展(1990 —2013 年),2013 年中国的孕产妇死亡率比 1990 年下降了 73.33%。2013 年中国大致相当于美国、英国 1990 年水平,

---

[1] World Health Organization, 2016 - 07 - 08, World Health Statistic 2015, http://www.who.int/gho/publications/worldhealth_statistics/en/.

[2] World Health Organization. [2016 - 07 - 08], World Health Statistic2015 [Z/OL], ht-tp://www.who.int/gho/publications/worldhealth_statistics/en/.

远不及日本。

六个比较国家 2005—2013 年孕产妇死亡率变化趋势,见图 2-3 及图 2-4。中国孕产妇死亡率的总体趋势呈缓慢下降趋势。中国孕产妇死亡率明显低于巴西和印度,而高于美国、英国和日本。总体上,俄罗斯也低于中国,两条曲线在 2008—2010 年有所重合,之后俄罗斯的下降速度超过中国。

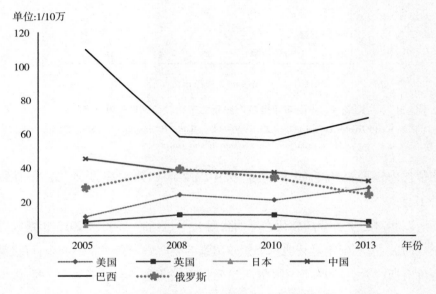

图 2-3　六个比较国家孕产妇死亡率变化趋势图(2005—2013 年)

资料来源:World Health Organization.[2016-07-08],World Health Statistic2008-2016[Z/OL],ht-tp://www.who.int/gho/publications/worldhealth_statistics/en/.

中国 2009 年实行新医改之后,孕产妇死亡率有所下降,由 2010 年的 37/10 万,下降至 2013 年的 32/10 万。

(二)孕产妇死亡率公平性分析

孕产妇死亡率是衡量一个国家或地区经济发展水平、居民健康的重要指标之一,同时反映了社会对妇女的重视程度,表征社会的文明程度。

1. 绝对公平。孕产妇死亡率的绝对公平是指中国孕产妇死亡率自身相比,2013 年比 1990 年有相应的下降。中国孕产妇死亡率从 1990 年的 120/10 万下降至 2013 年的 32/10 万。改善效果十分显著,同期的全球平

单位：1/10万

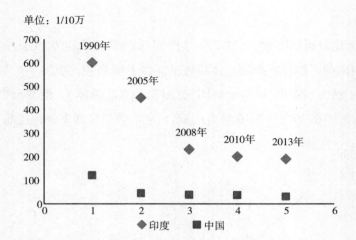

图2-4 中国与印度孕产妇死亡率比较（2005—2013年）

资料来源：World Health Organization.［2016-07-08］, World Health Statistic2000-2016［Z/OL］, ht-tp://www.who.int/gho/publications/worldhealth_statistics/en/.

均值比中国的高出 5.56 倍。可见，中国孕产妇死亡率方面的公平性提升了。

2. 相对公平。孕产妇死亡率的相对公平是指在 1990—2013 年期间的某一时间点，中国相对其他六个比较国家的孕产妇死亡率差距变小，可接受程度有所改善。1990 年中国孕产妇死亡率是美国、英国、日本、巴西、俄罗斯、印度等国的 3.53 倍、3.33 倍、10.00 倍、1.00 倍、1.62 倍、0.20 倍，2013 年中国孕产妇死亡率是美国、英国、日本、巴西、俄罗斯、俄罗斯、印度等国的 1.14 倍、4.00 倍、5.33 倍、0.46 倍、1.33 倍、0.17 倍。这说明中国与各国的相对差距明显缩小。然而与英国和日本差距仍然很大，以发达国家的孕产妇死亡率变化趋势为参照，我国孕产妇死亡率仍有进一步改善的空间，意味着我国妇幼健康的公平程度仍需进一步改善和增强。

3. 原因分析。造成中国孕产妇死亡率公平性状况的原因主要有三个：（1）经济基础。社会经济因素对孕产妇卫生保健服务的利用公平性的影响较大。《中国妇幼卫生事业发展报告（2011）》指出，经济、环境、医疗等这些条件的改善可以降低孕产妇死亡。由于我国居民经济条件的不断改善与医疗水平的逐步提高，孕产妇能够得到更多的保健服务，从而减少许多不公平现象的发生。(2)文化教育因素。提高医疗保健知识和技能培训是降低孕产妇死亡率可避免因素的重要条件。妇女有较高文化的情况下,她们更加重视产前检查,在源头上降低死亡的危险因素,从而减小了死亡发生的可能性。"妇女的教育程度、经济收入是影响孕产妇产前检查的重要因素。"①可见,孕产妇卫生保健服务利用水平倾向于高文化程度人群。不仅如此,即使是提高卫生医疗机构尤其是县(区)级卫生医疗机构医务人员的知识技能,对降低孕产妇死亡率也有重要意义。② 究其成因,可能是农村妇女通过县级机构医务人员获得相关的保健知识,从而比以往更加重视对自身的保护,提高了孕产妇卫生保健服务的利用水平,从而影响到死亡率。(3)产科出血、羊水栓塞和妊娠期高血压疾病的处置水平。"产科出血、羊水栓塞和妊娠期高血压疾病是导致中国孕产妇死亡的主要原因。"③大多数的孕产妇死亡是可以避免或者通过创造条件来避免的,例如提供医疗技术和技术升级等。随着中国医疗水平的提升,解决以上问题的能力越来越强,从而降低了死亡率。

三、婴儿和儿童死亡率状况

(一)婴儿和儿童死亡率状况

婴儿死亡率(IMR,Infant Mortality Rate)是指某地区一年内未满 1 岁婴儿死亡人数与该地区年内活产婴儿数之比。五岁以下儿童死亡率(Under-five mortality rate)是指某地区一年内未满五岁儿童死亡人数与该地区年内活产婴儿数之比。它们是反映母婴安全的关键指标,也是衡量一个国家和地区经济社会发展的重要指标。从时间跨度上看,后一指标包含了前一指标的数值。其中,五岁以下儿童死亡率被列为联合国千年发展目标之一,在

---

① 王铸清:《中国城乡孕产妇产前检查状况及其影响因素分析》,《中国初级卫生保健》2001 年第 4 期。

② 陈锰、刘兴会、梁娟:《中国孕产妇死亡率及死亡原因地区差异及对策》,《中国实用妇科和产科杂志》2015 年第 12 期。

③ 陈锰、刘兴会、梁娟:《中国孕产妇死亡率及死亡原因地区差异及对策》,《中国实用妇科和产科杂志》2015 年第 12 期。

婴儿和儿童死亡率公平性部分,本书作重点分析。

1. 婴儿死亡率状况

七个比较国家历年的婴儿死亡率状况,见表2-4。1990年,中国婴儿死亡率为42.2‰。在七个比较国家中排名第五(婴儿死亡率按从低到高的顺序排名),中国是美国、英国、日本、巴西、俄罗斯、印度等国的4.49倍、5.34倍、9.17倍、0.82倍、1.93倍、0.48倍。可以看出,中国婴儿死亡率偏高。1990年全球的婴儿死亡率为每1000个活产儿中有63个婴儿死亡[1],是中国的1.49倍。

表2-4 七个比较国家历年婴儿死亡率 单位:‰

国 家	1990年	2006年	2007年	2008年	2009年	2010年	2011年	2012年	2013年
美 国	9.4	7.0	6.0	7.0	7.0	7.0	6.0	6.0	5.9
英 国	7.9	5.0	5.0	5.0	5.0	5.0	4.0	4.0	3.9
日 本	4.6	3.0	3.0	3.0	2.0	2.0	2.0	2.0	2.1
中 国	42.2	20.0	19.0	18.0	13.0	16.0	13.0	12.0	10.9
巴 西	51.4	19.0	20.0	18.0	17.0	17.0	14.0	13.0	12.3
俄罗斯	21.9	10.0	10.0	9.0	11.0	9.0	10.0	9.0	8.6
印 度	88.4	57.0	54.0	52.0	50.0	48.0	47.0	44.0	41.4

资料来源:World Health Organization,[2016-07-08],World Health Statistic2000-2016[Z/OL],http://www.who.int/gho/publications/worldhealth_statistics/en/.

2013年,中国婴儿死亡率为10.9‰,在七个比较国家中排位第五,优于巴西和印度。中国婴儿死亡率是美国、英国、日本、巴西、俄罗斯、印度等国的1.85倍、2.79倍、5.19倍、0.89倍、1.27倍、0.26倍。2013年,中国婴儿死亡率仍高于10‰。2013年全球的婴儿死亡率为每1000个活产儿中有33.6个婴儿死亡[2],是中国的3.08倍。

---

① World Health Organization. [2016 - 07 - 08], World Health Statistic2015 [Z/OL], http://www.who.int/gho/publications/worldhealth_statistics/en/.

② World Health Organization. [2016 - 07 - 08], World Health Statistic2013 [Z/OL], http://www.who.int/gho/publications/worldhealth_statistics/en/.

经过 24 年的发展(1990—2013 年),2013 年中国婴儿死亡率与 1990 年相比,降低了 74.17%,接近四分之三。美国、英国、日本、巴西、俄罗斯、印度等国 1990 年婴儿死亡率分别是中国 2013 年的 0.86 倍、0.72 倍、0.42 倍、4.72 倍、2.01 倍、8.11 倍。由此可见,2013 年中国婴儿死亡率偏高,高于 1990 年美国、英国、日本的水平。2009 年中国实行新医改之后,婴儿死亡率总体趋势为下降,期间个别年份略有上升。

2006—2013 年中国婴儿死亡率的变化趋势,见图 2-5 及图 2-6。图 2-5 显示,中国婴儿死亡率的总体趋势呈缓慢下降态势,唯 2010 年略有上升。中国婴儿死亡率明显高于美国、英国和日本。四个国家都呈下降趋势,中国下降趋势较为明显,美国、英国和日本的下降速度均比较平缓。

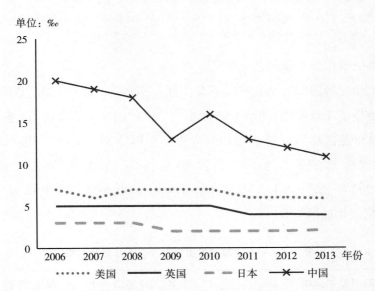

图 2-5 中国与三个发达国家的婴儿死亡率变化趋势(2006—2013 年)

资料来源:World Health Organization. [2016-07-08],World Health Statistic2008-2016 [Z/OL],http://www.who.int/gho/publications/worldhealth_statistics/en/.

图 2-6 显示,中国婴儿死亡率明显低于印度;略低于巴西,两国差距不大;高于俄罗斯,但差距正趋于缩小。

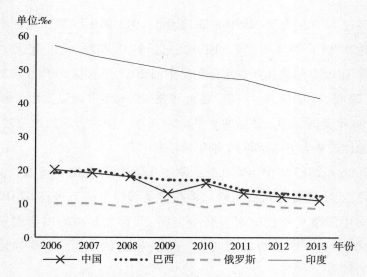

图 2-6　中国与三个发展中国家婴儿死亡率变化趋势（2006—2013 年）

资料来源：World Health Organization. ［2016－07－08］，World Health Statistic2008－2016［Z/OL］，http://www.who.int/gho/publications/worldhealth_statistics/en/.

2. 五岁以下儿童死亡率状况

七个比较国家历年五岁以下儿童死亡率情况，见表 2-5。1990 年，中国五岁以下儿童死亡率为 53.9‰，在七个比较国家中排名第五（按儿童死亡率从低到高排名），优于巴西和印度。中国分别是美国、英国、日本、巴西、俄罗斯、印度等国的 4.81 倍、5.80 倍、8.56 倍、0.88 倍、2.07 倍、0.43 倍。1990 年全球五岁以下儿童死亡率为每 1000 个活产儿中有 91 个儿童死亡[1]，是中国的 1.69 倍。

表 2-5　七个比较国家历年五岁以下儿童死亡率　　　　单位：‰

国　　家	1990 年	2005 年	2006 年	2007 年	2008 年	2009 年	2010 年	2011 年	2012 年	2013 年
美　　国	11.2	8.0	8.0	8.0	8.0	8.0	8.0	8.0	7.0	6.9
英　　国	9.3	6.0	6.0	6.0	6.0	5.0	5.0	5.0	5.0	4.6
日　　本	6.3	4.0	4.0	4.0	3.0	3.0	3.0	3.0	3.0	2.9

---

[1]　World Health Organization，2016－07－08，World Health Statistic2015［Z/OL］：53，http://www.who.int/gho/publications/worldhealth_statistics/en/.

国　家	1990 年	2005 年	2006 年	2007 年	2008 年	2009 年	2010 年	2011 年	2012 年	2013 年
中　国	53.9	27.0	24.0	22.0	21.0	15.0	18.0	15.0	14.0	12.7
巴　西	61.5	33.0	20.0	22.0	22.0	21.0	19.0	16.0	14.0	13.7
俄罗斯	26.0	14.0	13.0	12.0	11.0	15.0	12.0	12.0	10.0	10.1
印　度	125.9	74.0	76.0	72.0	69.0	66.0	63.0	61.0	56.0	52.7

资料来源:World Health Organization.[2016-07-08],World Health Statistic2000-2016[Z/OL],http://www.who.int/gho/publications/worldhealth_statistics/en/.

2013 年,中国五岁以下儿童死亡率为 12.7‰,在七个比较国家中排位第五,胜过巴西和印度。中国分别是美国、英国、日本、巴西、俄罗斯、印度等国的 1.84 倍、2.76 倍、4.38 倍、0.93 倍、1.26 倍、0.24 倍。中国五岁以下儿童死亡率仍然高于 10‰。2013 年全球五岁以下儿童每 1000 个活产儿中接近有 46 个五岁以下儿童死亡[①],是中国的 3.62 倍。

经过 24 年的发展(1990—2013 年),2013 年中国五岁以下儿童死亡率与 1990 年相比,下降了 76.44%。1990 年美国、英国、日本、巴西、俄罗斯、印度等国五岁以下儿童死亡率分别是中国 2013 年的 0.88 倍、0.73 倍、0.50倍、4.84 倍、2.05 倍、9.91 倍。也就是说,2013 年中国五岁以下儿童死亡率还高于 1990 年的美国、英国和日本。

2009 年中国实行新医改之后,五岁以下儿童死亡率下降较为明显,但2010 年有所上升,在 2011 年之后又保持下降态势。

2006—2013 年中国五岁以下儿童死亡率的变化趋势,见图 2-7。中国五岁以下儿童死亡率总体趋势为平缓下降,虽中间有所上升。中国五岁以下儿童死亡率明显低于印度。比巴西略低,但是差距不大。略高于俄罗斯,但近年差距趋于缩小。明显高于美国、英国、日本,差距也趋向缩小。美国、英国、日本三个国家差距较小,下降幅度不大。

---

① World Health Organization,2016-07-08,World Health Statistic2015[Z/OL]:53,http://www.who.int/gho/publications/worldhealth_statistics/en/.

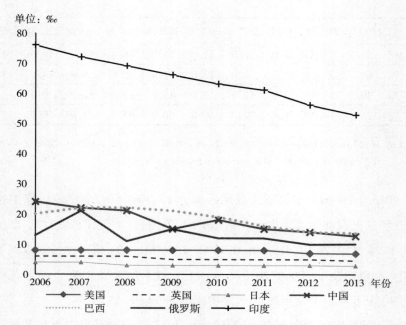

单位：‰

图 2-7　七个比较国家五岁以下儿童死亡率变化趋势（2006—2013 年）

资料来源：World Health Organization.［2016-07-08］，World Health Statistic2008-2016［Z/OL］，http://www.who.int/gho/publications/worldhealth_statistics/en/.

（二）婴儿和儿童死亡率公平性分析

婴儿和儿童死亡率是反映母婴安全的关键指标，也是衡量一个国家和地区妇幼健康的重要指标。1990—2013 年期间，中国婴儿和儿童死亡率持续显著降低，儿童健康状况有了明显改善。以五岁以下儿童死亡率为例分析中国婴儿和儿童死亡率公平性。

1. 绝对公平。儿童死亡率的绝对公平是指 1990—2013 年期间，中国儿童死亡率与自身相比，在时间纵向上的发展。2013 年中国五岁以下儿童死亡率与 1990 年相比，下降了 76.44%。提前实现了联合国千年发展目标。另外，"健康中国 2020"战略所设定的中国五岁以下儿童死亡率目标为到 2020 年下降到 13‰①。2013 年中国已经实现了这个目标。因此，绝对公平

---

① 《"健康中国 2020"战略研究报告》，人民卫生出版社 2012 年版，第 63—64 页。

性得到了比较大的提升。

2. 相对公平。儿童死亡率的相对公平是指在 1990—2013 年期间的某一时间点,中国相对其他六个比较国家的儿童死亡率差距变小,可接受性更强。2013 年中国五岁以下儿童死亡率与美国、英国、日本、巴西、俄罗斯、印度等国差距明显缩小了,虽然 1990 年和 2013 年中国儿童死亡率在七个比较国家中排位均为第五。由此表明相对公平性增强了,但与英国和日本相比仍然很不公平。

3. 原因分析。造成中国儿童死亡率公平性状况的原因主要有三个:(1)家庭社会经济地位。婴儿和儿童作为一个被动的主体,受到家庭社会经济地位因素的影响更加明显。"由于社会经济地位不同,孕产妇自身健康和产前保健水平也大不相同,社会经济地位越低,其健康素质便存在劣势。"①因此,在这种条件下出生的儿童先天就具有一定的健康劣势,从而对儿童生存水平产生一定的影响。(2)母乳喂养和辅食添加质量。母乳喂养率的提高对儿童的生长发育有积极的促进作用。较高程度地提高母乳喂养,有利于婴儿和儿童的身体健康发展。中国虽然在降低五岁以下儿童死亡率方面取得了显著成效,但儿童健康的公平性差异仍然是一个严峻的社会问题,仍需探索更有效的公共政策和措施,以提高儿童生存水平。(3)国家 0—6 岁儿童健康管理服务项目的影响。我国五岁以下儿童死亡率 2010 年有所上升,2011 年后则呈现逐年下降的趋势,这可能与我国自 2009 年开展和实施的国家基本公共卫生服务项目之一的 0—6 岁儿童健康管理服务项目有关。2010 年可能由于政策效果仍未显现,从而导致婴儿死亡率指标有所上升,但随着政策的推进和落实,服务项目的落实到位,由此带来的政策实施效果逐步显现。这也表明科学合理地制定有关卫生政策,采取科学有效的措施对于改善健康、促进健康公平有着积极的促进作用。

总之,上述中国儿童死亡率的公平性,一方面表明我国随着经济社会

---

① 章伟芳:《儿童生存公平性研究——基于浙江省儿童死亡监测数据》,浙江大学博士学位论文,2015 年。

的发展,为促进健康事业的发展带来了机遇;另一方面也表明现阶段,我国仍需加强以婴幼儿为重点的卫生保健事业的发展,进一步缩短国际差距。

四、儿童生长与营养状况与公平性分析

20世纪90年代以来,儿童营养与生长状况已成为衡量儿童健康状况的重要指标。儿童营养与生长状况包括新生儿低重率(Low-birth-weight newborns)和五岁以下儿童身体异常率;五岁以下儿童身体异常率包括发育迟缓率(Children age <5 years who are stunted)、低重率(Children age <5 years who are underweight)、超重率(Children age <5 years who are overweight)和五岁以下儿童的中重度营养不良率。儿童低重率是评价儿童营养状况、生长发育方面最有代表性的指标之一,也是反映健康公平的敏感指标。[1] 本节国际比较部分,以新生儿低重率和五岁以下儿童低重率为例研究儿童营养与生长状况。本节国际比较部分,由于国内卫生统计缺乏对应的数据,故以五岁以下儿童的中重度营养不良率为例研究儿童营养与生长状况。

(一)儿童生长与营养状况

1. 新生儿低重率状况

七个比较国家历年的新生儿低重率状况,见表2-6。由于卫生统计的年份为时间段(除了最后一栏的2010年),为了统一起见,选取了时间段最早且跨度不大的2000—2002年这个时间段,另外选取最后一栏的2010年进行研究。

2000—2002年,中国新生儿低重率为10%,在七个比较国家中排名第六(按低重率从低到高排名)。远优于印度,中国新生儿低重率仅为印度的1/3。美国、英国、日本、巴西、俄罗斯优于中国,但差异不大。

---

[1] 郭岩、唐爱兰:《发展中国家5岁以下儿童健康公平性分析》,《中国初级卫生保健》2001年第1期。

表 2-6　七个比较国家新生儿低重率　　　　单位:%

国　家	2000—2002 年	2000—2006 年	2000—2008 年	2000—2009 年	2005—2010 年	2010 年
美　国	8	8	8	8	—	12
英　国	8	8	8	8	—	8
日　本	8	8	8	8	—	6
中　国	10	2	4	3	3	7
巴　西	6	8	8	8	8	9
俄罗斯	6	6	6	6	6	7
印　度	30	—	28	28	28	13

资料来源:World Health Organization.［2016-07-08］,World Health Statistic2000-2016［Z/OL］,ht-tp://www.who.int/gho/publications/worldhealth_statistics/en/.

注:2000—2002 年为时间段,其他类同;但是最后一栏的 2010 年是单独年份,不属于时间段。

2010 年,中国新生儿低重率为 7%,在七个比较国家中排位第二,与俄罗斯并列,低于日本,胜过美国、英国、巴西和印度。美国、英国、日本、巴西、俄罗斯、印度等国分别是中国的 1.71 倍、1.14 倍、0.86 倍、1.29 倍、1 倍、1.86 倍。2010 年全球新生儿低重率为 11%①,是中国的 1.57 倍。

2.五岁以下儿童低重率状况

由于卫生统计是依时间段开展的,为保证年份的连续,本书选取了三个时间段进行研究,分别是:1990—1999 年,2000—2007 年,2007—2014 年。卫生统计上只有如下四个国家的资料,故只能就此四个比较国家开展研究。四个比较国家五岁以下儿童低重率状况,见表 2-7。

1990—1999 年,中国五岁以下儿童低重率为 7.9%,在四个比较国家中排名第三(按低重率从低到高排名),是美国、巴西、印度等国的 7.18 倍、1.76 倍、0.18 倍。全球五岁以下儿童低重率为 24.5%②,是中国的 3.10 倍。

①　World Health Organization.［2016-07-08］,World Health Statistic2015［Z/OL］:53,ht-tp://www.who.int/gho/publications/worldhealth_statistics/en/.

②　World Health Organization.［2016-07-08］,World Health Statistic2015［Z/OL］:110,ht-tp://www.who.int/gho/publications/worldhealth_statistics/en/.

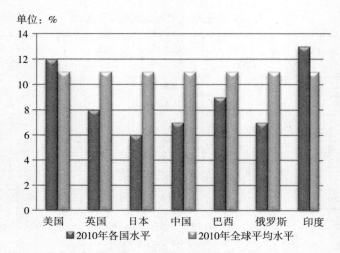

单位：%

■2010年各国水平　■2010年全球平均水平

图 2-8　七个比较国家 2010 年新生儿低重率及全球平均水平

2007—2014 年,中国五岁以下儿童低重率为 3.4%,在四个比较国家中排位第三,是美国、巴西等国的 6.80 倍、1.55 倍。全球五岁以下儿童低重率为 15%①,是中国的 4.41 倍。

表 2-7　四个比较国家五岁以下儿童低重率　　　　单位:%

国家	1990—1999 年	2000—2007 年	2005—2012 年	2006—2012 年	2007—2014 年
美国	1.1	1.3	—	0.8	0.5
中国	7.9	6.8	3.4	3.4	3.4
巴西	4.5	2.2	2.2	2.2	2.2
印度	44.5	43.5	43.5	—	—

资料来源:World Health Organization.［2016-07-08］,World Health Statistic2000-2016［Z/OL］,ht-tp://www.who.int/gho/publications/worldhealth_statistics/en/.
注:1990—1999 年为时间段,其余类同。

1990—2014 年四个比较国家五岁以下儿童低重率的变化趋势,见图 2-9。中国五岁以下儿童低重率总体上呈下降趋势,下降幅度较美国、巴西和印度大。中国和美国、巴西三个国家差距不大,儿童低重率均明显低于印度。

—————————

① World Health Organization.［2016-07-08］,World Health Statistic2015［Z/OL］:110,ht-tp://www.who.int/gho/publications/worldhealth_statistics/en/.

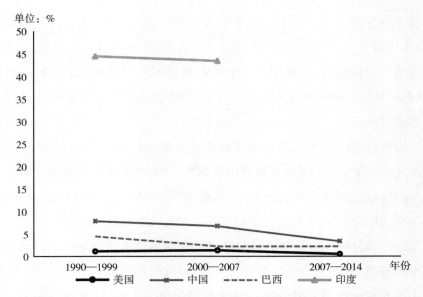

图 2-9 四个比较国家五岁以下儿童低重率变化趋势（1990—2014 年）

（二）儿童生长与营养公平性分析

儿童不良营养率的降低，有利于儿童身体健康发展。下面以新生儿低重率为例分析儿童生长与营养公平性分析。

1.绝对公平。儿童生长与营养状况的绝对公平是指中国新生儿低重率在 2000—2010 年期间，在时间的纵向发展过程中 2010 年比 2000 年有相应的下降。中国新生儿低重率从 2000—2002 年的 10% 下降到 2010 年的 7%，是全球平均值的 0.64 倍。1998 年第 50 届世界卫生大会将在国家间和国家内部促进健康公平，作为 21 世纪人人享有卫生保健的总体战略的目标之一，其具体目标就是在所有国家及国家内所有特定人群中五岁以下儿童发育不良的百分比低至 20%①。中国已实现了此目标。由此表明，中国新生儿低重率方面的绝对公平性是较好的。

2.相对公平。儿童生长与营养状况的相对公平是指在 2000—2010 年间，中国相对其他六个比较国家的新生儿低体重率之间的差距有所缩小，

---

① Jan visschedijketal, Targets for health for all in the 21th century, *World Health Statistic Quarterly*, 51:56-63, 1998.

可接受性程度增强。2010 年,中国分别是美国、英国、日本、巴西、俄罗斯、印度等国的 0.58 倍、0.88 倍、1.17 倍、0.78 倍、1 倍、0.53 倍。这种差距是可以接受的,并且中国在七个比较国家中排位第二,而在 2000—2002 年期间中国排名为第六位。因此,中国在新生儿低体重率方面的公平性是好的。

诚然,单独就新生儿低体重率讨论其健康问题有一定的局限性。因为新生儿低体重率这一指标有自身的特殊性,比如低重率与超重率大致上是相反的指标,新生儿低体重率高了,超重率可能会低。应该两个指标结合起来分析,以比较全面地把握儿童的生长与营养状况的公平性。

3. 原因分析。世界卫生组织强调,"营养不良的原因在一个国家和另一个国家之间,在一个地区和另一个地区之间,均有非常大的不同。"[1]影响中国儿童生长与营养公平性的主要原因有:(1)家庭可支付能力。经济发展的提高和落后伴随着人民营养状况的提高和营养的缺乏。儿童的营养状况很大程度与一个家庭的经济水平挂钩,每个家庭都会选择给孩子更多的营养补给,但是补给的多少取决于收入和可支付能力。(2)经济发展水平。"就全世界而言,儿童低重率发生率与经济社会发展是成反比的,世界贫困人口的地区分布与儿童营养不良的分布一致。"[2]由此表明,由于一国间的社会经济因素、教育文化水平的不同,使得国与国之间在不同社会经济发展水平下的儿童身体状况存在较大差异,但经济发展并不一定带来健康。在经济不断向前发展过程中,若没有有效的制度保障,非但不能促进健康,反而会损害人们的健康。(3)喂养因素。各国的人口结构不同,文化不同,分布不同,喂养方式也不尽相同。喂养方式是否合理是其中一个重要的影响因素,如果喂养方式不健康,儿童的营养状况自然较差。

---

① World Health Organization, World Health Report 2000, Health systems : improving performance, Printed in France, 2000:59.

② 郭岩、唐爱兰:《发展中国家 5 岁以下儿童健康公平性分析》,《中国初级卫生保健》2001 年第 1 期。

第二节　国内健康公平性

一、预期寿命状况与公平性分析

（一）省际预期寿命状况

据中国卫生统计年鉴,我国预期寿命省际资料比较完整且年份较近者有 3 份,分别是 1990 年、2000 年、2010 年。以下探析基于以上 3 次的统计资料[①]。我国 31 个省份历年预期寿命情况,见表 2-8;其标准差见表 2-9。

我国 1990 年人均预期寿命为 68.55 岁,在全国水平以上的省份有 15个,分别为北京、天津、河北、辽宁、上海、江苏、浙江、福建、山东、广东、海南、山西、安徽、河南和广西。其中预期寿命最高的省份是上海,为 74.90 岁。而在全国水平以下有 16 个省份,其中预期寿命最低的省份是西藏,为59.64 岁。1990 年 31 个省份预期寿命标准差为 3.47。

我国 2000 年人均预期寿命为 71.40 岁,在全国水平以上的省份有 17个,分别为北京、天津、河北、辽宁、上海、江苏、浙江、福建、山东、广东、海南、山西、吉林、黑龙江、安徽、河南和重庆。其中预期寿命最高的省份是上海,为 78.14 岁。而在全国水平以下有 14 个省份,其中预期寿命最低的省份是西藏,为 64.37 岁。2000 年 31 个省份预期寿命标准差为 3.19。

我国 2010 年人均预期寿命为 74.83 岁,在全国水平以上的省份有 19个,分别为北京、天津、河北、辽宁、上海、江苏、浙江、福建、山东、广东、海南、山西、吉林、黑龙江、安徽、湖北、内蒙古、重庆和广西。其中预期寿命最高的省份是上海,为 80.26 岁。而在全国水平以下有 12 个省份,其中预期寿命最低的省份是西藏,为 68.17 岁。2010 年 31 个省份预期寿命标准差为 2.76。

---

① 由于只有 3 次完整资料,为保证结果的科学性,选取了 1990 年的数据,尽管在时间点上超过了 1997 年。

由上述比较可见,在1990—2010年期间一直都高于全国水平的省份有13个,分别为北京、天津、河北、辽宁、上海、江苏、浙江、福建、山东、广东、海南、山西和安徽。其中,预期寿命值最高的省份为上海。在此期间,我国预期寿命在全国水平以上的省份逐年增加,由1990年15个增至2000年的17个,再增至2010年的19个。其分布亦呈由东部向中西部地区逐步推进的趋势。同期预期寿命低于全国水平的省份也由1990年16个减至2000年的14个,再减至2010年的12个。其中,预期寿命值最低的省份均是西藏,分别为59.64岁、64.37岁、68.17岁。

1990—2010年期间,全国预期寿命由1990年的68.55岁,增至2010年的74.83岁,增长了6.28岁。全国预期寿命呈增长的态势,而标准差在持续降低,表明省际预期寿命差距逐渐缩小。总之,全国31个省份预期寿命总体呈现良好发展态势。

表 2-8　我国 31 个省份预期寿命情况(1990—2010 年)　　单位:岁

省　份	1990 年	2000 年	2010 年
全　国	68.55	71.40	74.83
北　京	72.86	76.10	80.18
天　津	72.32	74.91	78.89
河　北	70.35	72.54	74.97
辽　宁	70.22	73.34	76.38
上　海	74.90	78.14	80.26
江　苏	71.37	73.91	76.63
浙　江	71.38	74.70	77.73
福　建	68.57	72.55	75.76
山　东	70.57	73.92	76.46
广　东	72.52	73.27	76.49
海　南	70.01	72.92	76.30
山　西	68.97	71.65	74.92
吉　林	67.95	73.10	76.18
黑龙江	66.97	72.37	75.98

省　份	1990 年	2000 年	2010 年
安　徽	69.48	71.85	75.08
江　西	66.11	68.95	74.33
河　南	70.15	71.54	74.57
湖　北	67.25	71.08	74.87
湖　南	66.93	70.66	74.70
内蒙古	65.68	69.87	76.38
重　庆	66.33	71.73	75.70
四　川	66.33	71.20	74.75
广　西	68.72	71.29	75.11
贵　州	64.29	65.96	71.10
云　南	63.49	65.49	69.54
西　藏	59.64	64.37	68.17
陕　西	67.4	70.07	74.68
甘　肃	67.24	67.47	72.23
青　海	60.57	66.03	69.96
宁　夏	66.94	70.17	73.38
新　疆	63.59	67.41	72.35

资料来源:国家卫生和计划生育委员会:《2016 中国卫生与计划生育统计年鉴》,中国协和医科大学
　　出版社 2016 年版,第 233 页。

表 2-9　我国 31 个省份预期寿命标准差

年　份	标准差	全国水平（岁）
1990	3.47	68.55
2000	3.19	71.40
2010	2.76	74.83

资料来源:国家卫生和计划生育委员会:《2016 中国卫生与计划生育统计年鉴》,中国协和医科大学
　　出版社 2016 年版,第 233 页。

(二)省际预期寿命公平性分析

预期寿命指标反映居民总的健康水平,可以看作是健康的总体成果。
有学者认为健康公平的标准可以是健康成果或最基本的水平[1]。省际之间

---

[1]　饶克勤:《健康不公平及其全球发展趋势》,《中国医院》2004 年第 1 期。

预期寿命的比较研究可以显示健康的公平程度。标准差表示各省份的预期寿命的离散程度,标准差越大,各省份的人均预期寿命差距就越大。

1. 绝对公平。绝对公平是指 1990—2010 年期间,在时间发展的过程中,大部分省份的预期寿命的总体水平有所提高。研究数据显示,各省份的 2010 年人均预期寿命比 1990 年和 2000 年均有所提高,健康公平性增强。

2. 相对公平。相对公平是指 1990—2010 年期间,在某一时间点上,省际预期寿命差距有所缩小。省际预期寿命的标准差有所下降,说明其内部的分散程度有所缩小。研究数据显示,省际预期寿命差距在不断缩小,因而省际预期寿命相对公平得到改善。2010 年世界人口预期寿命达到 69. 64 岁①。以世界预期寿命为基本水平,如果所有地区达到这个水平,那么就可以认为是公平的。2010 年中国仍有云南和西藏 2 个省尚未达到这个水平,因此,我国省际预期寿命相对公平性方面还略有不足。

3. 原因分析。影响人均预期寿命情况变化的相关因素有三项:(1)居民是否拥有基本卫生资源。世界银行指出,"收入增长的差异并不是影响平均寿命的主要因素,更重要的决定因素是清洁的水、医疗卫生体系、维持医疗设备正常运转的能力以及基本的卫生知识。"②于富人而言,个人和公共健康的技术进步对提高整体健康更重要;而对穷人来说,采用便宜一点的技术,适当的营养、水和卫生设施等都会对健康产生影响。(2)海拔高低因素。鲁小波等指出:"如果经济水平处于同一个程度,海拔较高地区的人均寿命进一步提高的难度就会大于海拔较低地区。"③(3)各地区进行医疗救治和健康保健实施的难易程度。各省面积和人口密度可以反映人口分散程度。④ 一般面积越大、人口密度越小,人口分布就越分散,实施医疗保健和

---

① 沈洁:《城市人群期望寿命趋势及影响因素研究》,复旦大学博士学位论文,2013 年。

② 《世界发展报告合订本(2006—2007):公平与发展》,胡光泽等译,清华大学出版社 2013 年版,第 59 页。

③ 鲁小波、陈晓颖:《中国各省人均寿命影响因素研究》,《云南地理环境研究》2007 年第 2 期。

④ 鲁小波、陈晓颖:《中国各省人均寿命影响因素研究》,《云南地理环境研究》2007 年第 2 期。

救治就越困难,最终的结果是人均预期寿命相应减短。目前,中国正经历着人口死亡模式的转变。要突出强调健康公平理应消除那些不应有和那些不应该存在的不公平的差距①。

4.寿命指标局限性(活着与更好的活着——有质量的生存)。预期寿命是衡量一个国家和地区经济社会发展水平、医疗卫生服务水平,以及社会生活质量高低的重要指标。不同的社会和不同的时期,人类寿命的长短有着较大的差别,并且由于体质、遗传因素和生活条件等个体差异,也使每个人的寿命长短相差悬殊,可以发现,预期寿命反映的是处在一定社会经济发展阶段的持续健康水平改善状况的指标。但随着医学模式由传统的生物医学模式向生物—心理—社会医学模式的转变,以及人类健康理念的改变,单纯地关注"量变",即预期寿命的提高已不能全面反映个体及群体的健康状况。因此,"质变",即高质量的生存,就成为健康状况持续性改善的追求目标。WHO认为,健康不是没有疾病和虚弱,而是生理、心理和社会的完好状态;生命质量是衡量生命存在的生理功能状态,用以衡量和评价的标准是生命存在的生理功能状态能够去过一种愉快、健康和有意义的生活,这就与单纯地追求预期寿命有本质的区别。由此可知,预期寿命指标同样存在一定的局限性。但本书认为,"量变"是"质变"的前提和基础。就目前中国的发展阶段及面临的现实状况而言,预期寿命指标更能较为准确地反映中国内部以及中国与国际间的公平性差距。

二、国内城乡孕产妇死亡率状况与公平性分析

(一)城乡孕产妇死亡率状况

中国卫生统计年鉴中使用的孕产妇死亡率为监测地区数据,来自2007年确定的336个妇幼卫生监测点。监测点覆盖全国,所得数据基本能代表全国水平。

---

① 周靖、段丁强:《居民健康公平的内涵及其实现路径研究》,《理论与改革》2013年第6期。

我国城乡历年孕产妇死亡率情况①,见表2-10。

1997年城市孕产妇死亡率为38.3/10万,农村为80.4/10万,农村与城市的比值约为2.1。

2013年城市孕产妇死亡率为22.4/10万,农村为23.6/10万,农村与城市的比值为1.05。与1997年相比,城市下降了15.9/10万;农村下降了56.8/10万;农村与城市的比值下降了1.05。

表2-10 我国城乡历年孕产妇死亡率情况(1991—2014年)

单位:1/10万

年　份	合　计	城　市	农　村	城乡比值
1991	80.0	46.3	100.0	2.16
1997	63.6	38.3	80.4	2.10
1998	56.2	28.6	74.1	2.59
1999	58.7	23.2	79.7	3.44
2000	53.0	29.3	69.6	2.38
2001	50.2	33.1	61.9	1.87
2002	43.2	22.3	58.2	2.61
2003	51.3	27.6	65.4	2.37
2004	48.3	26.1	63.0	2.41
2005	47.7	25.0	53.8	2.15
2006	41.1	24.8	45.5	1.83
2007	36.6	25.2	41.3	1.64
2008	34.2	29.2	36.1	1.24
2009	31.9	26.6	34.0	1.28
2010	30.0	29.7	30.1	1.01
2011	26.1	25.2	26.5	1.05
2012	24.5	22.2	25.6	1.15
2013	23.2	22.4	23.6	1.05
2014	21.7	20.5	22.2	1.08

资料来源:国家卫生和计划生育委员会:《2016中国卫生与计划生育统计年鉴》,中国协和医科大学
　　　　出版社2016年版,第215页。

注:城乡比值实为农村的数值除以城市的数值。

---

① 因缺少1990年数据,选取了1991年的数据以分析千年目标实现情况。1997年以后的数据保持其连续性,旨在整体把握其变化趋势。为与国际比较部分对应,重点分析2006—2013年8年的变化趋势,2014年数据供参考。

城乡孕产妇死亡率变化趋势,见图2-10,该图据表2-10得出。

1997—2013年城乡孕产妇死亡率总体呈下降趋势,两曲线趋向相交。其中,农村曲线下降趋势特别明显,城市曲线小幅波动。2006—2013年8年期间,城乡差距持续趋向缩小,尤其是2010年几乎等同。我国2009年新医改后,总体上城乡差距基本稳定,差距甚小。

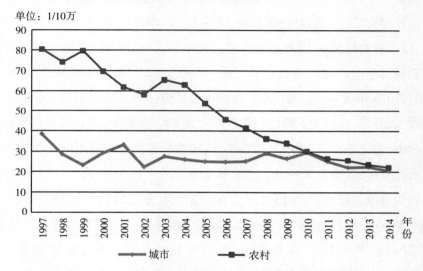

图2-10 我国城乡孕产妇死亡率变化趋势(1997—2014年)

(二)城乡孕产妇死亡率公平性分析

城乡孕产妇死亡率水平体现医疗卫生保健水平,孕产妇死亡率越低,表示医疗水平越高。

1. 绝对公平。城乡孕产妇死亡率绝对公平是指1997—2013年期间,我国城乡孕产妇死亡率自身相比有所下降。表2-10数据表明,2013年的孕产妇死亡率比1997年大幅下降,孕产妇生存状况明显好转,我国城乡孕产妇死亡率的绝对公平性明显提高。联合国千年发展目标指出,孕产妇死亡率目标以1990年为基准,到2015年下降四分之三。截至2014年,全国孕产妇死亡率由1991年的80/10万下降到21.70/10万,下降了72.88%。

按《World Health Statistic2008—2015》,我国1990年孕产妇死亡率为

120.0/10 万。按此数据计算,至 2014 年孕产妇死亡率已经下降了 81.92%,业已完成下降四分之三的目标。

因此,时任国家卫计委副主任王国强指出,"2015 年,全国孕产妇死亡率、婴儿死亡率分别为 20.1/10 万、8.1‰,均提前实现了'十二五'规划和联合国千年发展目标,妇幼健康核心指标位于发展中国家前列。"①

2. 相对公平。相对公平是指 17 年期间(1997—2013 年)的某一时间点,城市和农村相比,孕产妇死亡率差距缩小,达到可接受程度的高低。城市和农村孕产妇死亡率比值由 1997 年的 2.10 大幅度降低到 2013 年的 1.05,2013 年城乡差距相当小。徐凌中等认为:"健康状况的公平性是指不同收入、种族、性别的人群应当具有同样或类似的健康水平。各健康指标如患病率、婴儿死亡率、孕产妇死亡率、期望寿命等的分布在不同人群中应无显著性差别,这也是世界卫生组织非常重视的一种公平性。"②孕产妇死亡率作为健康指标之一,2013 年城乡孕产妇死亡率比值仅为 1.05,可认为差距不显著。这说明城乡孕产妇死亡率体现相对公平,并且程度较高。然而,按照"健康中国 2020"战略指标,2015 年城市孕产妇死亡率要求降低到 15/10 万;农村降低到 25/10 万。2014 年农村达到了 2015 年的指标水平。然而,城市未达到 2015 年指标要求,仍需迎头赶上。

3. 原因分析。影响我国城乡孕产妇死亡率公平性的因素主要有四个:(1)住院分娩。住院分娩对妇女和婴儿的健康提供较为有力的保障,不仅可以降低母婴死亡率,还可以避免不必要的生殖意外,以保证母婴安全。《中国妇幼卫生事业发展报告(2011)》亦提及:"促进住院分娩是降低孕产妇和儿童死亡率的关键环节。"③自 2008 年起,卫生部开始实施农村孕产妇住院分娩补助项目。该项目的实施,显著提高了住院分娩率,有效保障

---

① 《"十三五"末孕产妇死亡率或降至 18.0/10 万》,2016 年 9 月 1 日,见 http://news. 163.com/16/0125/19/BE6TV6O700014JB6.html。

② 徐凌中、邝媛媛:《卫生服务的公平性研究进展》,《中华医院管理杂志:专题研究》2001 年第 5 期。

③ 《中国妇幼卫生事业发展报告(2011)》。

了母婴安全。（2）基本医疗保险覆盖率的提高。近年我国基本医疗保险的覆盖率不断提高，特别是新农合的参保率，在 2013 年以后提高到了 95% 以上[①]。基本医疗保险的广覆盖，较为有效地排除了孕产妇对相关医疗卫生服务利用的经济阻碍。（3）孕产妇的自我保健意识增强。随着时代变迁，孕产妇越来越注重自身健康和保护，对某些影响胎儿健康的因素予以控制（比如防辐射等），从而提高了自身整体健康以及胎儿存活率。（4）经济基础。《中国妇幼卫生事业发展报告（2011）》指出，经济、环境、医疗等这些条件的改善可以降低孕产妇死亡。[②] 由于我国居民经济条件的不断改善，孕产妇能够得到更多的保健服务，从而减少了不公平现象的发生。

三、我国婴儿与儿童死亡率状况及公平性分析

婴儿死亡率和五岁以下儿童死亡率是衡量一个国家或地区经济社会发展和卫生保健水平的重要指标。卫生统计年鉴中使用的婴儿死亡率和五岁以下儿童死亡率为监测地区数据，来自 2007 年确定的 336 个妇幼卫生监测点。监测点覆盖全国，所得数据基本能代表全国水平。

（一）城乡婴儿与儿童死亡率状况

1. 城乡婴儿死亡率状况

我国城市和农村历年婴儿死亡率情况[③]，见表 2—11。

1997 年城市和农村婴儿死亡率分别为 13.10‰ 和 37.70‰，比值为 2.88。2013 年城市为 5.20‰，农村为 11.30‰，城乡比值为 2.17。城乡比值虽然趋向于缩小，但是农村仍然比城市高出 1.27 倍。

---

① 《2013 第五次国家卫生服务调查分析报告》，中国协和医科大学出版社 2015 年版，第 20—22 页。

② 《2013 第五次国家卫生服务调查分析报告》，中国协和医科大学出版社 2015 年版，第 4 页。

③ 因缺少 1990 年数据，选取了 1991 年的数据以分析千年目标实现情况。1997 年以后的数据保持其连续性，旨在整体把握其变化趋势。为与国际比较部分对应，重点分析 2006—2013 年 8 年的变化趋势，2014 年数据供参考。

表 2-11　我国城乡历年婴儿死亡率(1991—2014 年)　　　单位:‰

年　份	合　计	城　市	农　村	城乡比值
1991	50.20	17.30	58.00	3.35
1997	33.10	13.10	37.70	2.88
1998	33.20	13.50	37.70	2.79
1999	33.30	11.90	38.20	3.21
2000	32.20	11.80	37.00	3.14
2001	30.00	13.60	33.80	2.49
2002	29.20	12.20	33.10	2.71
2003	25.50	11.30	28.70	2.54
2004	21.50	10.10	24.50	2.43
2005	19.00	9.10	21.60	2.37
2006	17.20	8.00	19.70	2.46
2007	15.30	7.70	18.60	2.42
2008	14.90	6.50	18.40	2.83
2009	13.80	6.20	17.00	2.74
2010	13.10	5.80	16.10	2.78
2011	12.10	5.80	14.70	2.53
2012	10.30	5.20	12.40	2.38
2013	9.50	5.20	11.30	2.17
2014	8.90	4.80	10.70	2.23

资料来源:国家卫生和计划生育委员会:《2016 中国卫生与计划生育统计年鉴》,中国协和医科大学
　　　　出版社 2016 年版,第 215 页。

注:城乡比值为农村的数值除以城市的数值。

　　城乡历年婴儿死亡率变化趋势,见图 2-11。1997—2014 年城乡婴儿
死亡率总体呈下降趋势,尤其农村下降最为明显,城乡差距趋向缩小。
2006—2013 年总体呈下降态势,但是中间略有上升,差距扩大,后趋于下
降。2009 年新医改以来,维持了下降的态势。

　　2. 城乡五岁以下儿童死亡率状况

　　我国城乡历年五岁以下儿童死亡率变化情况,见表 2-12。1997 年城
市五岁以下儿童死亡率为 15.5‰,农村为 48.5‰;农村比城市高出 33 个千

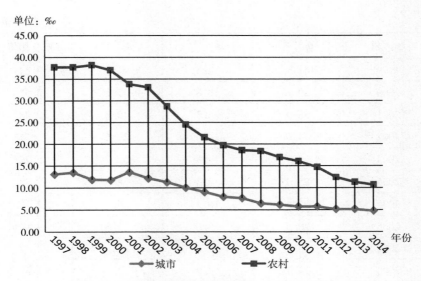

图 2-11　城乡婴儿死亡率变化趋势图（1997—2014 年）

资料来源：国家卫生和计划生育委员会：《2016 中国卫生与计划生育统计年鉴》，中国协和医科大学
　　　　出版社 2016 年版，第 215 页。

分点。农村与城市比值为 3.13。

　　2013 年城市五岁以下儿童死亡率为 6‰，农村为 14.5‰，农村比城市高出 8.5 个千分点。农村与城市比值为 2.42。城乡比值虽然趋向于缩小，但是农村仍然比城市高出 1.42 倍。与 1997 年相比，城市五岁以下儿童死亡率下降了 9.5 个千分点，农村下降了 34 个千分点。

　　我国城乡历年五岁以下儿童死亡率变化趋势，见图 2-12。1997—2014 年城乡历年五岁以下儿童死亡率总体呈下降趋势，尤其农村下降最为明显，城乡差距趋向缩小。2006—2013 年总体呈下降态势，但是中间略有上升，差距扩大，后趋于下降。2009 年新医改以来，维持了下降的态势。

表 2-12　我国城乡历年五岁以下儿童死亡率（1991—2014 年）　单位：‰

年　份	合　计	城　市	农　村	城乡比值
1991	61.0	20.90	71.0	3.40
1997	42.3	15.5	48.5	3.13
1998	42.0	16.2	47.9	2.96

年　份	合　计	城　市	农　村	城乡比值
1999	41.4	14.3	47.7	3.34
2000	39.7	13.8	45.7	3.31
2001	35.9	16.3	40.4	2.48
2002	34.9	14.6	39.6	2.71
2003	29.9	14.8	33.4	2.26
2004	25.0	12.0	28.5	2.38
2005	22.5	10.7	25.7	2.40
2006	20.6	9.6	23.6	2.46
2007	18.1	9.0	21.8	2.42
2008	18.5	7.9	22.7	2.87
2009	17.2	7.6	21.1	2.78
2010	16.4	7.3	20.1	2.75
2011	15.6	7.1	19.1	2.69
2012	13.2	5.9	16.2	2.75
2013	12.0	6.0	14.5	2.42
2014	11.7	5.9	14.2	2.41

注:卫生统计年鉴无 1990 年的数据,为了解联合国千年目标实现情况,选取了 1991 年的数据。

（二）城乡婴儿与儿童死亡率公平性分析

城乡婴儿与儿童死亡率变化反映我国婴儿与儿童的死亡状况变化,同时也反映我国对婴儿与儿童的保护力度,死亡率越低越好。鉴于五岁以下儿童死亡率被列为联合国千年发展目标之一,以五岁以下儿童死亡率为例分析我国城乡婴儿和儿童死亡率公平性。

1.绝对公平。绝对公平是指我国城乡五岁以下儿童死亡率在 1997—2013 年期间,在时间的纵向发展过程中,城市和农村的儿童死亡率都有所下降。与 1997 年相比,2013 年城市五岁以下儿童死亡率下降了 9.5 个千分点,农村下降了 34 个千分点。"健康中国 2020"战略指出五岁以下儿童死亡率目标:2015 年城乡整体指标为 14‰,其中城市为 6‰,农村为 15‰;

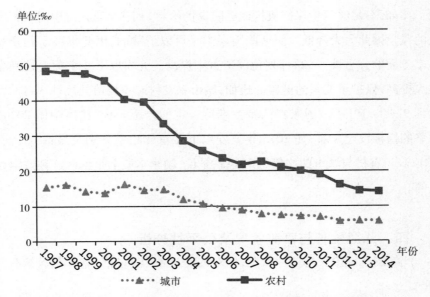

图 2-12 我国城乡五岁以下儿童死亡率变化趋势（1997—2014 年）

资料来源:国家卫生和计划生育委员会:《2016 中国卫生与计划生育统计年鉴》,中国协和医科大学出版社 2016 年版,第 215 页。

2020 年城乡整体为 13‰,其中城市为 5‰,农村为 16‰。[①] 2014 年城市和农村均实现了 2015 年的目标,并且 2014 年的农村五岁以下儿童死亡率提前实现了 2020 年的目标。可见儿童死亡率的绝对公平性提升了。据国际比较部分的结论,2013 年中国五岁以下儿童死亡率与 1990 年相比,下降了76.44%,提前实现了联合国千年发展目标。

2. 相对公平。相对公平指我国城乡五岁以下儿童死亡率在 1997—2013年期间的某一时间点,城市与农村相比,其差距有所缩小,差距的可接受程度有所增强。2013 年城市五岁以下儿童死亡率为 6‰,农村为 14.5‰,农村比城市高出 8.5 个千分点。农村与城市比值为 2.42。城乡绝对公平较好,然而由于农村仍然比城市高出 1.42 倍,相对公平方面尚差强人意。

3. 原因分析。（1）居民医疗条件改善。由于医疗条件的完善,居民的基本的医疗保健需求容易得到满足,影响婴儿死亡率的因素受到较好的控

----

① 《"健康中国 2020"战略研究报告》,人民卫生出版社 2012 年版,第 63—64 页。

制。比如,有足够卫生保健机构或医院提供给孕妇生产,婴儿出生时死亡发生的风险因此大大降低。而这些因素本是可以消除的,因此提高了儿童死亡率方面的公平性。(2)计划免疫覆盖率提高。五岁以下儿童免疫接种率大大提高,保护了儿童的健康。比如,城市和农村麻疹疫苗的接种率目前都达到97%以上。(3)国家默认城乡维持一定的差距。从"健康中国2020"战略的指标设定来看,如2015年五岁以下儿童死亡率分别是城市6‰,农村18‰。农村与城市的比值为3,也就是说,国家本质上是默认这种差距存在的。

四、儿童生长与营养状况及公平性分析

此处的儿童生长与营养状况,针对的是五岁以下儿童中重度营养不良情况。

(一)省际五岁以下中重度儿童营养不良状况

我国31个省份历年五岁以下儿童中重度营养不良状况,见表2-13。

2007年全国五岁以下儿童营养不良率为2.02%,在全国平均值以上的省份有12个,分别为河北、海南、江西、河南、湖南、广西、贵州、云南、西藏、甘肃、青海和新疆。其中比重最高的是青海,高达6.09%。低于全国平均值有19个省份,其中比重最低的是上海,仅为0.11%。

2008年全国五岁以下儿童营养不良率为1.92%,在全国平均值以上的省份有12个,分别为河北、海南、江西、河南、湖南、广西、贵州、云南、西藏、甘肃、青海和新疆。其中比重最高的是西藏,高达6.49%。低于全国平均值有19个省份,其中比重最低的是上海,仅为0.08%。

2009年全国五岁以下儿童营养不良率为1.71%,在全国平均值以上的省份有12个,分别为河北、海南、江西、河南、湖南、广西、贵州、云南、西藏、甘肃、青海和新疆。其中比重最高的是广西,高达4.01%。低于全国平均值有19个省份,其中比重最低的是上海,仅为0.08%。

2010年全国五岁以下儿童营养不良率为1.55%,在全国平均值以上的省份有12个,分别为河北、海南、江西、河南、湖南、广西、黑龙江、云南、西

藏、甘肃、青海和新疆。其中比重最高的是西藏,高达 5.12%。低于全国平均值有 19 个省份,其中比重最低的是上海,仅为 0.06%。

2011 年全国五岁以下儿童营养不良率为 1.51%,在全国平均值以上的省份有 13 个,分别为河北、海南、江西、河南、湖南、广西、贵州、云南、西藏、甘肃、黑龙江、青海和新疆。其中比重最高的是海南,高达 3.42%。低于全国平均值有 18 个省份,其中比重最低的是上海,仅为 0.06%。

2012 年全国五岁以下儿童营养不良率为 1.44%,在全国平均值以上的省份有 11 个,分别为河北、海南、江西、河南、湖南、广西、四川、西藏、黑龙江、青海和新疆。其中比重最高的是西藏,高达 5.21%。低于全国平均值有 20 个省份,其中比重最低的是上海,仅为 0.06%。

2013 年全国五岁以下儿童营养不良率为 1.37%,在全国平均值以上的省份有 11 个,分别为河北、海南、江西、河南、湖南、广西、云南、西藏、黑龙江、青海和新疆。其中比重最高的是西藏,高达 4.17%。低于全国平均值有 20 个省份,其中比重最低的是上海,仅为 0.07%。

2014 年全国五岁以下儿童营养不良率为 1.48%,在全国平均值以上的省份有 11 个,分别为河北、海南、江西、河南、广东、广西、云南、西藏、黑龙江、青海和新疆。其中比重最高的是西藏,高达 4.32%。低于全国平均值有 20 个省份,其中比重最低的是上海,仅为 0.13%。

由上述比较可得,8 年期间(2007—2014 年)儿童营养不良率均高于全国平均值的有 8 个省份,分别是河北、河南、海南、广西、江西、西藏、新疆和青海。成为比重最高比值的省份有:西藏(5 次),青海、广西和海南。另外,上海连续 8 年为比重最低的省份。

表 2-13　我国 31 个省份五岁以下儿童中重度营养不良率情况(2007—2014 年)

单位:%

地　区	2007 年	2008 年	2009 年	2010 年	2011 年	2012 年	2013 年	2014 年
全　国	2.02	1.92	1.71	1.55	1.51	1.44	1.37	1.48
北　京	0.25	0.28	0.23	0.19	0.14	0.12	0.10	0.16

续表

地　区	2007 年	2008 年	2009 年	2010 年	2011 年	2012 年	2013 年	2014 年
天　津	0.13	0.11	0.22	0.18	0.21	0.23	0.23	0.29
河　北	3.44	3.62	3.17	2.95	2.68	2.52	2.39	2.21
辽　宁	1.23	1.05	0.92	0.86	0.85	0.83	0.84	0.83
上　海	0.11	0.08	0.08	0.06	0.06	0.06	0.07	0.13
江　苏	0.55	0.70	0.51	0.48	0.52	0.53	0.47	0.60
浙　江	0.97	0.89	0.78	0.66	0.65	0.60	0.54	0.57
福　建	1.99	1.69	1.53	1.44	1.27	1.19	1.12	1.03
山　东	0.85	0.74	0.74	0.70	0.58	0.67	0.64	0.88
广　东	1.82	1.48	1.14	0.96	0.98	1.08	1.13	1.54
海　南	4.42	3.79	3.27	2.86	3.42	3.18	3.37	3.37
山　西	1.78	0.77	1.44	1.14	0.22	1.08	0.96	1.15
吉　林	0.63	0.57	0.52	0.35	0.27	0.44	0.26	0.29
黑龙江	1.47	1.46	1.48	1.60	1.66	1.64	1.59	1.55
安　徽	0.98	0.85	0.93	0.99	0.82	0.69	0.64	0.72
江　西	2.69	4.21	2.63	2.30	2.27	2.30	2.28	2.58
河　南	2.74	2.57	2.29	1.98	1.98	1.53	1.52	1.64
湖　北	1.92	1.54	1.32	1.16	1.24	1.19	0.94	1.06
湖　南	2.40	2.28	2.01	2.20	2.16	2.02	1.62	1.42
内蒙古	0.61	0.79	0.66	0.98	0.66	0.56	0.57	0.84
重　庆	1.40	1.03	1.10	0.98	1.00	0.85	0.78	0.96
四　川	1.77	1.33	1.12	1.18	1.20	1.60	1.37	1.13
广　西	3.52	3.64	4.01	3.05	2.75	2.88	2.94	4.05
贵　州	2.39	2.13	2.18	1.52	1.91	1.27	1.05	1.10
云　南	4.68	4.18	3.84	3.56	3.34	0.97	2.65	2.13
西　藏	2.64	6.49	3.58	5.12	2.60	5.21	4.17	4.32
陕　西	1.38	1.32	1.18	1.05	1.16	0.90	1.06	1.01
甘　肃	3.13	2.30	1.87	1.66	1.56	1.19	1.21	1.37
青　海	6.09	3.60	3.01	3.07	2.42	2.33	2.46	2.36
宁　夏	1.13	0.98	0.63	0.72	0.49	0.45	0.48	0.60
新　疆	4.64	3.60	2.94	2.74	2.26	1.85	1.91	2.13

资料来源:国家卫生和计划生育委员会:《2015 中国卫生与计划生育统计年鉴》,中国协和医科大学出版社 2015 年版,第 216 页。

以2008年各省份五岁以下儿童中重度营养不良率的大小为序(按从小到大排列),得出2008年的曲线。再以同样方法,隔年取数据(2010年、2012年、2014年),得图2-13。

图2-13显示,各省份的五岁以下儿童中重度营养不良状况参差不齐。从图中明显可以看出,2013年与2008年的各省五岁以下儿童中重度营养不良曲线相比,走势较为平缓。比较2008年、2010年和2014年的数据发现,五岁以下儿童中重度营养不良率较低的省份保持较低的水平,而五岁以下儿童中重度营养不良率较高的省份比重有所下降,但是还是维持在比较高的水平。2014年与2008年相比,31个省份中有23个省的五岁以下儿童营养不良率有所下降,有8个省份的五岁以下儿童营养不良率有所上升。

单位: %

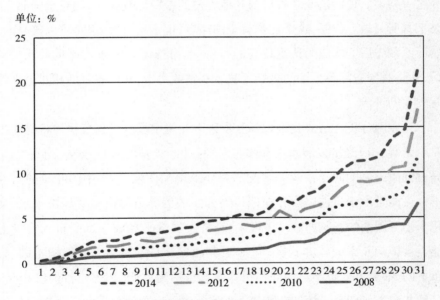

图2-13　国内31个省份五岁以下儿童中重度营养不良率变化

资料来源:国家卫生和计划生育委员会:《2015中国卫生与计划生育统计年鉴》,中国协和医科大学出版社2015年版,第216页。

(二)省际五岁以下儿童中重度营养公平性分析

五岁以下儿童中重度营养不良情况反映了儿童的健康状况,下面对其公平性进行分析。

1. 绝对公平。绝对公平是指我国大部分省份在 2008—2014 年期间,在时间的纵向发展过程,2014 年的五岁以下儿童中重度营养不良率与 2008 年相比有所下降。正如全国平均值所反映变化趋势的那样,大部分省份的五岁以下儿童中重度营养不良率亦呈逐年下降的态势,体现了我国省际绝对公平性有所改善。

2. 相对公平。相对公平是指我国大部分省份在 2008—2014 年期间的某一时间点,31 个省份之间的差距变小,差距的可接受程度增强。图 2-13 显示,五岁以下儿童中重度营养不良的走势从 2008 年较为陡峭变为 2014 年的较为平缓,省际之间的差距趋于缩小。8 年期间(2007—2014 年)儿童营养不良率均高于全国平均值的只有 8 个省份,占全国 25.81%,比全国四分之一略多。说明这 8 个省份与其他省份的差距比较固化,相对全国而言,公平有所欠缺。但是,这个比例就全国而言,也不是很大,也是可以接受的。然而西藏先后 5 次成为比重最高的省份,上海连续 8 次成为比重最低的省份,这是我国省际不公平的极端反映。从整体上看,我国省际的相对公平性有较大的进步。

3. 原因分析。造成我国省际五岁以下儿童中重度营养公平性状况的主要原因有:(1)经济发展水平和收入水平。"经济发展水平和收入水平的差异对健康的影响同样在营养状况的差异上得到体现。"[1]"中国儿童的营养不良可能是由于目前以营养知识传播为主的营养改善措施受经济水平、文化水平等因素的影响所致。"[2]可见,经济发展水平和收入水平很大程度上能直接影响儿童的营养状况。(2)喂养因素。各省份的人口结构不同,分布不同,喂养方式也不尽相同。喂养方式包括配方奶(PDF)与母乳(BM)、足月儿配方奶(TF)、混合喂养等。喂养方式合不合理是其中一个重要影响因素,如果喂养方式不健康,儿童的营养状况自然较差。(3)饮食习惯。不同的饮食习惯,对儿童的营养状况影响很大,不同省份对食物有不同偏好,

---

① 彭现美:《健康投资绩效研究》,合肥工业大学出版社 2006 年版,第 112—116 页。
② 刘爱东、赵丽云、于冬梅等:《中国 5 岁以下儿童营养不良现状及其变化趋势的研究》,《卫生研究》2008 年第 3 期。

习惯吃高脂饮食的儿童容易引起肥胖。"五岁以下儿童营养不良不仅会造成当前儿童身体和智力的发育迟缓,同时还会增加成年时期患肥胖、高血压、糖尿病等慢性疾病的危险。"①

综上所述,可作如下结论:

1. 中国 2013 年预期寿命为 77 岁,高出全球平均水平 6 岁,正逐步接近发达国家水平。在七个比较国家中排位第五,超过俄罗斯、印度。但是与 1990 年相比,排名倒退了一位,巴西反超我国 2 岁;日本仍然比我国多出 10 岁。各省份的预期寿命均呈增长趋势,而差距在不断缩小,全国只有云南与西藏未达到全球平均水平。

2. 中国 2013 年孕产妇死亡率、婴儿死亡率、五岁以下儿童死亡率,与 1990 年相比下降了 75% 左右,实现或者接近实现了联合国千年发展目标。以上 3 项死亡率,全球水平均值比中国高出 2—5 倍。以上 3 项指标,中国在七个比较国家均排名第五位,超过巴西与印度。国内城乡孕产妇死亡率相对公平相当好,但是婴儿死亡率、五岁以下儿童死亡率有一倍以上的差距,相对不公平。

3. 中国 2010 年的新生儿低重率为 7%,低于全球平均值,在七个比较国家中属于先进水平。

总之,中国健康公平性包括预期寿命、孕产妇死亡率、婴儿死亡率、五岁以下儿童死亡率、新生儿低重率等方面的公平性。自 1990 年以来,国际、省际和城乡间健康公平性不断增强。健康状况远高于全球平均水平,在七个比较国家中排名第五位,超过印度和巴西(或者俄罗斯)。但是国内城乡婴儿死亡率、城乡五岁以下儿童死亡率有一倍以上的差距,相对不公平略差。影响中国健康公平性的主要因素有:(1)社会经济文化因素。与收入增长有关、与是否拥有基本卫生资源有关。(2)教育因素。(3)母乳喂养和辅食添加质量。(4)出生率的高低。(5)喂养因素。

---

① 刘爱东、赵丽云、于冬梅等:《中国 5 岁以下儿童营养不良现状及其变化趋势的研究》,《卫生研究》2008 年第 3 期。

第三章 卫生筹资公平性

本章主要从卫生筹资主体费用分担角度研究其公平性,着重观察个人卫生费用占卫生总费用的百分比变化。研究的指标有卫生总费用占国内生产总值的百分比、政府卫生支出占卫生总费用的百分比、私人卫生支出占卫生总费用的百分比、人均卫生费用等。本章从国际、国内省际、城乡三个层面,分析中国卫生系统卫生筹资的公平性。

第一节 卫生筹资公平性的基本认知

一、卫生筹资的内涵

世界卫生组织将卫生筹资(health financing)界定为"实现足够的、公平的、有效率和效果的卫生资金的筹集、分配和利用活动的总和"①。为此,可以认为,卫生筹资是指如何为卫生系统的运作筹集资金,以及如何配置和利用这些资金。卫生筹资为卫生系统的良好运作提供了经济保障。无论采用间接方式还是直接方式来筹集资金,每个国家都必须选择一种筹资策略——用什么样的筹资方式来投资卫生系统。卫生筹资方式主要有:一般性税收、社会保险、私人保险、个人自付以及社区筹资,大多数国家都是使用上述方式的组合(见表3-1)。

①　程晓明:《卫生经济学》,人民卫生出版社 2012 年版,第 92 页。

表 3-1 五种卫生筹资模式的特点

筹资模式	特 点
政府一般性税收	该筹资模式强调政府以财政预算形式支付卫生服务购买费用的筹资责任,一般需要课税基础和收税能力为前提。
社会保险	符合条件的个人及雇主必须缴纳指定保险费的筹资模式,本身具有强制性。
私人保险	购买者自愿向相互独立、相互竞争的保险机构(盈利或非盈利)购买保险,以个人或者团体为基本单位。
个人自付	又称现金支付,是病人到医疗机构接受医疗服务时,个人直接向医疗机构或者医生支付的费用。
社区筹资	社区通过自身的初级卫生服务和预付制形式的二级卫生服务,组织并控制卫生服务的提供。

无论是何种筹资方式,都涉及筹资主体的问题。关于筹资主体的分类,国际的分类与中国国内的不同。国际上常用两分法,将筹资主体分为政府与个人;中国国内用三分法,将筹资主体分为政府、社会和个人。卫生筹资与卫生支出在性质上是相同的,只是视角不同而已。

二、卫生筹资公平性的定义

卫生筹资公平性是指根据支付能力而非疾病的危险来分散每个家庭因支付卫生系统的花费而面临的风险,能够对身患疾病的人群发挥经济保护的作用。《2000 世界卫生组织报告》第一次提出了国家卫生系统在努力实现下列三项总体目标方面的业绩评估指标:对健康状况的改进度、对人群期望的反应性和对财政分担的公平性。由此可见卫生筹资公平性的重要性。一个公平的卫生系统应该是能够对所有人都起到经济保护的作用并且不同人群间的经济负担应该合理。个人的力量难以抵抗疾病风险,政府应该承担一定相应的职责,帮助居民抵抗风险。各国的做法各不相同,比如英国通过税收的形式筹集资金,从而使居民得到免费的卫生服务。总之,一个使个体或家庭因支付所需医疗保健而陷入贫困或由于花费的原因而无力寻求医疗保健的卫生系统是不公平的。卫生费用分担的公平性主要体现在个人卫生支出占比关系上。

广义的卫生筹资包括卫生支付(health payment)方式。卫生支付方式主要有:按项目付费(fee)、按人头计费(capitation)、总额预付、以疾病诊断相关分组为基础的预付制(DRGs-PPS)等。筹资是否公平,卫生支付有时也可以起决定性作用。世界卫生组织指出,目前,卫生支付方式至少存在两种不公平:一种是现金支付,而非某种预付方式;另一种是采用倒退的支付方式,在这种方式下,那些至少有支付能力的家庭花费的比例高于境况较好的家庭。[1] 世界卫生组织号召各国应该通过全民覆盖措施,保证居民能够看得起病,不至于因病致贫。2010 年世界卫生报告将全民覆盖定义为:"世界卫生组织的成员国于 2005 年承诺建立本国的卫生筹资体系,从而保证其国民能够获取卫生服务,同时不会因为支付这些卫生服务费用而遭受经济困难"。[2] 全民覆盖是世界卫生发展的共同趋势。

第二节　中国卫生筹资的国际公平性

《2000 年世界卫生组织报告》对 191 名成员国 1997 年的卫生系统业绩进行了排名。摘录情况见表 3-2。根据表 3-2,笔者整理了七个比较国家的内部排名,见表 3-3。

表 3-2　七个比较国家卫生系统业绩世界排名(1997 年)

国　　家	美　国	英　国	日　本	中　国	巴　西	俄罗斯	印　度
资金捐助公正性	54—55	8—11	8—11	188	189	185	42—44
整体达标成就	15	9	1	132	125	100	121
人均卫生支出	1	26	13	139	64	75	133

资料来源:World Health Organization.[2016-07-08],World Health Statistic2000[Z/OL],http://www.who.int/gho/publications/worldhealth_statistics/en/.

注:人均卫生支出按国际美元计算。

[1]　World Health Organization,World Health Report 2000,Health systems:improving performance,Printed in France,2000:35.

[2]　World Health Organization,World Health Report:Health Systems Financing:the path to universal coverage,Printed in France,2010:ix.

表 3-3 七个比较国家卫生系统业绩内部排名（1997 年）

国 家	美 国	英 国	日 本	中 国	巴 西	俄罗斯	印 度
资金捐助公正性	4	1	1	6	7	5	3
整体达标成就	3	2	1	7	6	4	5
人均卫生支出	1	3	2	7	4	5	6

资料来源：World Health Organization.［2016-07-08］，World Health Statistic2000［Z/OL］，http://www.who.int/gho/publications/worldhealth_statistics/en/.

注：人均卫生支出按国际美元计算。

可见，1997 年中国资金捐助公正性[①]、整体达标成就、人均卫生支出在世界排名均十分落后，尤其是资金捐助公正性是全世界倒数第四名。以上三个指标，中国在七个比较国家中有两项排名第七位，一项排名第六位。后来，使用家庭资金捐助公正性指标进行研究及国际排名的研究较少。本书主要从私人卫生费用占比等指标探讨卫生筹资公平性问题。自 1997 年至今，中国卫生筹资的公平性问题是否有所改善，改善的情况如何，本节重点考察 2005—2012 年的情况，同时以 1997 年作为参照，进行纵向比较。

为便于比较，现将 2012 年七个比较国家的卫生费用情况列出，见表3-4。

表 3-4 2012 年七个比较国家卫生支出情况

国 家	卫生总费用占GDP的%	政府总体卫生支出占卫生总费用的%	私人卫生支出占卫生总费用的%	政府总体卫生支出占政府总支出的%	外部卫生投入占卫生总费用的%	社会保障性卫生支出占政府总体卫生支出的%	自付费用占个人卫生支出的%	私人预付计划占私人卫生支出的%
美 国	17.0	47.0	53.0	20.0	0	87.3	22.4	63.7
英 国	9.3	84.0	16.0	16.2	0	0	56.4	17.1
日 本	10.3	82.1	17.9	20.0	0	87.0	80.2	14.0

① 资金捐助公正性亦即卫生筹资公平性（FFC，Fairness Financial Contribution）指数，通过样本家庭的卫生筹资负担贡献率（HFC）计算获得，用以评价一个国家或地区卫生筹资公平性大小。FFC 值在 0—1 之间，一个国家的卫生筹资系统越公平，FFC 就越近于 1。

国　　家	卫生总费用占GDP的%	政府总体卫生支出占卫生总费用的%	私人卫生支出占卫生总费用的%	政府总体卫生支出占政府总支出的%	外部卫生投入占卫生总费用的%	社会保障性卫生支出占政府总体卫生支出的%	自付费用占个人卫生支出的%	私人预付计划占私人卫生支出的%
中　国	5.4	56.0	44.0	12.5	0.1	67.9	78.0	7.0
巴　西	9.5	47.5	52.5	7.9	0.1	0	57.5	40.4
俄罗斯	6.5	51.1	48.9	8.9	0	38.9	92.0	4.2
印　度	3.8	30.5	69.5	4.3	1.3	6.5	87.2	3.3

资料来源：World Health Organization.［2016-07-08］，World Health Statistic2014［Z/OL］：52，http://www.who.int/gho/publications/worldhealth_statistics/en/.

一、卫生总费用占国内生产总值的比重状况与公平性分析

（一）卫生总费用占国内生产总值的比重状况

卫生总费用（Total expenditure on health），指一个国家或地区在一定时期内，为开展卫生服务活动从全社会筹资的卫生资源的货币总额，按来源法核算。卫生总费用反映了一定经济条件下，政府、社会和居民个人对卫生保健的重视程度和费用负担水平，以及卫生筹资模式的主要特征和卫生筹资的公平性与合理性。

卫生总费用既包括公共部门动员起来的资源，也包括民营部门在医疗卫生健康领域总量的支出。依据国际惯例，卫生总费用的构成分为广义政府卫生支出（general government expenditure on health）与私人支出（private expenditure）两部分①。卫生总费用占国内生产总值百分比（Total expenditure on health as % of gross domestic product，以下称卫生总费用占国内生产总值比重）指某年卫生总费用与同期国内生产总值（GDP，Gross Domestic Product）之比。该指标反映一定时期国家对卫生事业的资金投入力

---

① World Health Organization，The World Health Report2002：Reducing Risks，Promoting Health Life，Geneva：World Health Organization，2002：202-209.

度,以及政府和全社会对卫生及居民健康的重视程度。

七个比较国家历年卫生总费用占国内生产总值的比重情况,见表3-5。1997年,中国卫生总费用占GDP比重在七个比较国家中排名第七位,美国、英国、日本、巴西、俄罗斯、印度等国分别是中国的5.07倍、2.15倍、2.63倍、2.41倍、2.00倍、1.93倍。

表3-5　七个比较国家历年卫生总费用占GDP的比重　　单位:%

国　　家	1997年	2005年	2006年	2007年	2008年	2009年	2010年	2011年	2012年
美　国	13.7	15.2	15.3	15.7	15.2	17.6	17.6	17.7	17.0
英　国	5.8	8.2	8.2	8.4	8.7	9.8	9.6	9.4	9.3
日　本	7.1	8.2	8.1	8.0	8.3	9.5	9.2	10.0	10.3
中　国	2.7	4.7	4.6	4.3	4.3	5.1	5.0	5.1	5.4
巴　西	6.5	7.9	7.5	8.4	8.4	8.8	9.0	8.9	9.5
俄罗斯	5.4	5.2	5.3	5.4	4.8	5.6	6.5	6.1	6.5
印　度	5.2	5.0	3.6	4.1	4.2	4.2	3.7	3.9	3.8

资料来源:World Health Organization.[2016-07-08],World Health Statistic2000-2014[Z/OL]:52,ht-tp://www.who.int/gho/publications/worldhealth_statistics/en/.

2012年,中国卫生总费用占GDP比重在七个比较国家中排名第六位,超过印度。美国、英国、日本、巴西、俄罗斯、印度等国分别是中国的3.15倍、1.72倍、1.91倍、1.76倍、1.20倍、0.70倍。美国比中国高出2倍多,英国、日本比中国高出近1倍。这种差距是相当明显的。2012年中国卫生总费用占GDP比重为5.4%,同年,全球的平均水平为8.6%[①],是中国的1.59倍。2012年七个比较国家卫生总费用占GDP的比重情况,见图3-1。

经过16年的发展(1997—2012年),2012年中国卫生总费用占GDP的比重,相比1997年提高了1倍,但与各国1997年相比,中国2012年的水平仍然远不及美国、日本、巴西,比英国稍低,与俄罗斯比肩,胜于印度。可见,

①　World Health Organization,World Health Statistic2015[Z/OL]:134.[2016-07-08],ht-tp://www.who.int/gho/publications/world_health_statistics/en/.

单位：%

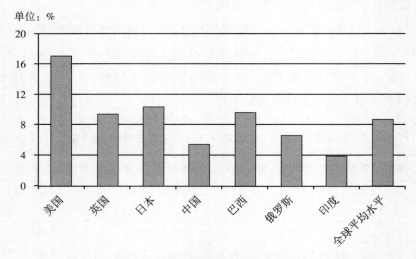

图 3-1　2012 年七个比较国家卫生总费用占 GDP 比重

资料来源：World Health Organization.［2016-07-08］，World Health Statistic2014［Z/OL］，http://www. who.int/gho/publications/worldhealth_statistics/en/.

中国卫生投入的起点相当低，卫生事业发展任重而道远。

2005—2012 年期间，中国卫生总费用占 GDP 比重的变化趋势，见图 3-2、图 3-3。中国卫生总费用占 GDP 比重，连续八年的总体趋势是低速、平缓运行，基本维持在 4.30%—5.40% 之间。有升有降，但总体还是呈现上升趋势。图 3-2 显示，中国卫生总费用占 GDP 比重明显低于美国、英国、日本，其中与美国的差距最大。四个国家的比重均都有所增长，美国增长速度较快，其他速度较平缓。

图 3-3 显示，2005—2012 年期间中国卫生总费用占 GDP 比重低于巴西和俄罗斯，尤其明显低于巴西。

2009 年中国实行新医改之后，卫生总费用占 GDP 比重有所提升，从 2008 年的 4.3% 上升到了 2009 年的 5.1%，尤其难得的是止住了 2006—2007 年下跌的势头。

（二）卫生总费用占国内生产总值比重的公平性分析

卫生总费用占 GDP 的比重，反映了一个国家或地区卫生的总体投入水

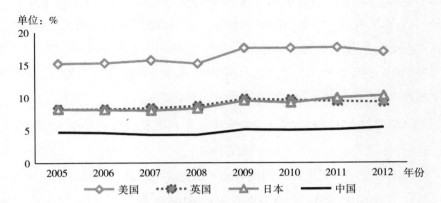

**图 3-2 中国与三个发达国家的卫生总费用占
GDP 比重变化趋势(2005—2012 年)**

资料来源:World Health Organization. [2016-07-08],World Health Statistic2007-2015[Z/OL],ht-tp://www.who.int/gho/publications/worldhealth_statistics/en/.

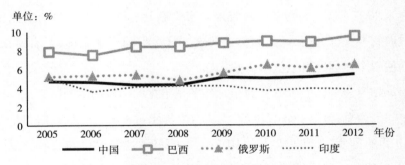

**图 3-3 中国与三个发展中国家的卫生总费用占
GDP 比重变化趋势(2005—2012 年)**

资料来源:World Health Organization. [2016-07-08],World Health Statistic2007-2015[Z/OL],ht-tp://www.who.int/gho/publications/worldhealth_statistics/en/.

平。卫生系统只有获得足够的资金,才能运作良好。卫生总费用是卫生系统资金流的"总开关",比人均卫生支出占 GDP 的比重、政府卫生支出占GDP 的比重、私人卫生支出占 GDP 的比重等具体指标更能体现一个国家或地区的卫生投入总量。卫生总费用占 GDP 的比重这个指标,结合了卫生总费用与 GDP 两个分指标,能比较客观地反映卫生投入的水平。这个比重应该达到一定的水平,但不宜过高或过低,而应该与一个国家的社会经济水平相适应,同时应该参照国际社会普遍水平。《2000 年世界卫生组织报告》称:"全球卫生保健费用占世界国内生产总值的比例,已由 1948 年的 3% 提高到 1997 年的 7.9%。"①可见,中国 1997 年的水平还不及全球 1948 年的平均水平,2012 年的水平尚不及全球 1997 年的平均水平。总体上看,中国卫生系统的投入还不尽如人意,与全球水平有明显的差距。由于没有充足的投入,导致了卫生系统不公平现象的发生。

1. 绝对公平。卫生筹资的绝对公平是指卫生总费用占 GDP 比重、人均卫生支出占 GDP 比重、政府卫生支出占 GDP 比重、私人卫生支出占 GDP 比重在时间上的纵向发展趋势,随着时间的发展,不同国家在上述方面的状况得到了改善。卫生总费用占 GDP 比重的绝对公平是指 2012 年比 1997 年得到了改善。1997—2012 年,中国卫生总费用占 GDP 的比重增长了 1 倍左右。这种变化趋势说明了中国卫生投入公平性朝着良好的方向发展,不再是 1997 年 2.7% 的惨淡局面。国家统筹卫生资金能力不断增强,无论是政府直接预算方面,还是动员社会建立社会保障资金方面,都有所增强,从而使得全体居民可以从中受益。

2. 相对公平。卫生筹资的相对公平是指在同一时间不同国家或不同地区之间卫生总费用占 GDP 比重、人均卫生支出占 GDP 比重、政府卫生支出占 GDP 的重、私人卫生支出占 GDP 比重的公平性状况得到改善。卫生总费用占 GDP 比重的相对公平是指,在 1997—2012 年间,中国相对其他六个比较国家的公平性差距有所缩小。1997 年美国、英国、日本、巴西、俄罗斯、印度等国分别是中国的 5.07 倍、2.15 倍、2.63 倍、2.41 倍、2.00 倍、1.93 倍。2012 年美国、英国、日本、巴西、俄罗斯、印度等国分别是中国的 3.15 倍、1.72 倍、1.91 倍、1.76 倍、1.20 倍、0.70 倍。从以上数据可以看到,中国与其他国家的距离在不断拉近,差距明显缩小。说明中国与其他国家的

---

① World Health Organization, World Health Report 2000, Health systems : improving performance, Printed in France, 2000:95.

相对公平性有所改善、有所提升,但是仍然存在较大的差距,有较大的提升空间。

3. 原因分析。造成中国卫生公平性这种状况的原因有许多,主要有三个原因:(1)世界经济危机的影响。2008 年肇始于美国的次贷危机演变为世界经济危机,对发达国家经济与社会发展产生了严重的不良影响。"金砖五国"在这场危机中相对而言获得了一些发展的机会。中国为了应对经济危机,使用了"四万亿贷款"计划,卫生系统获得了"额外"的发展资金,为其今后发展打下了良好基础。

(2)中国卫生筹资水平起点低。1997 年中国卫生总费用占 GDP 的比重为 2.7%,在七国中排名第七。过低的起点,一方面使得中国要在短时间内达到其他国家水平比较困难,另一方面使得中国做到数值增长一倍相对容易些。

(3)政府曾一度忽视自身卫生筹资的主导地位。政府一度不重视自身的卫生筹资主要责任,转向通过卫生服务主体片面"市场化"来筹集资金,从而在一定程度上导致医院采取要求患者多检查、给患者开大处方等不正当手段筹集资金用于医院正常运转及获取不正当的个人收入,结果导致私人卫生费用大幅度增长。由于政府投入过少,私人卫生支出又受限于可支配收入的增长速度,形成了筹资独腿发展的局面。因此,卫生总费用增长不快,从而卫生总费用占 GDP 比值增长相当缓慢。此种做法,在 2009 年新医改后得到了部分纠正。政府忽视了主导地位,从而在一定程度上导致了卫生系统不公平现象的发生。"政府之所以要介入医疗服务,更重要的是考虑公平。穷和病是联系在一起的,越需要医疗服务的人,往往是越没有支付能力的人,所以对于基本医疗服务应该是按需分配,而不是按照经济能力来分配。"[①]

(4)中国在建立何种卫生模式问题上曾有所摇摆,从而导致筹资主体责任不清。改革开放初期直至 2009 年,主导的理论是学习美国模式,强调

①　李玲:《健康强国:李玲话医改》,北京大学出版社 2010 年版,第 43 页。

市场化。"医疗体制的市场化包含两个方面的意涵:一是医疗保险的市场化,亦即民营的甚至商业性的医疗保险主宰医疗保障体系;二是指医疗服务的市场化,亦即医疗服务提供者的主要收入来源为服务收费而不是国家财政拨款。"①美国以商业保险为主导,是市场化模式的代表。卫生系统存在有管制的市场是正确的,绝大多数国家都采取这种做法。中国通过市场化措施,为今后卫生系统走向有管制的市场化打下了基础,初步摆脱了计划经济的束缚。但是,政府减少向医院直接投资的同时,并没有推行购买服务这种管理模式,也没有对私人卫生支出进行统筹安排。比如 2012 年美国私人卫生支出占卫生总费用比例为 53%,其中自付费用占私人卫生支出的22.4%,私人预付计划占私人卫生支出的 63.7%。而中国同期的数值分别为 44%、78%、7%。私人卫生支出占卫生总费用比重,中国只比美国少 9 个百分点。但是,中国没有对直接支付这一最容易导致卫生不公平的卫生支付方式进行妥善的改造,因此,产生了许多卫生不公平现象,以至于有人反对任何形式的市场化。总之,中国曾一度误认为卫生系统市场化就是把卫生系统所有的事情都交给市场。

2009 年新医改以来,主流的观点是学习英国模式,强调政府的投入,尤其是政府预算投入,甚至出现了反对任何形式市场化的声音,更有甚者要求恢复计划经济的做法。但是,面对庞大的卫生费用,其实要求政府无限的投入是不切实际的。中央财政只能解决一部分问题,而地方政府的配套经费也难以确保到位,最后的结果是医疗机构还得自谋出路,改革进展不大。2012 年英国政府卫生支出占卫生总费用比重为 84%,其中社会保障支出为0。而中国同期的数值分别为 56%、67.9%。可见,中国政府预算支出并不高(只有 32.1%),绝大部分由社会保障承担,负担实际就是落在企业和职工身上。一个国家的卫生系统出现如此之高的社会保障支出,没有理由认定它属于英国模式。

① 顾昕、高梦滔、姚洋:《诊断与处方:直面中国医疗体制改革》,社会科学文献出版社 2006 年版,第 28 页。

因此,中国卫生系统实质上是与日本的社会保障模式有更多相似之处。比如,2012年日本政府卫生支出占卫生总费用比重为82.1%,其中社会保障支出为87%。同年,中国政府卫生支出占卫生总费用比重比日本低26.1个百分点,社会保障支出低19.1个百分点。随着中国社会经济的发展,以上指标有可能慢慢接近日本的水平。中国社会保障已经有了一定的规模,继续学习与总结社会保障模式经验,使之成为中国卫生模式的一个重要组成部分应该是正确的选择,故而不能轻视社会保障这一重要筹资渠道。今后一是要研究如何完善相关制度,二是不能操之过急,伤及企业发展。全面照搬英国或者美国模式是行不通的,但是学习英国加大政府预算力度,学习美国推进有管制的市场的做法则是有益的。

二、人均卫生费用状况与公平性分析

人均卫生费用(Per capita health expenditures)指某年卫生总费用与同期人口数之比。

(一)人均卫生费用状况

1. 人均卫生费用状况

七个比较国家历年的人均卫生费用情况(1997—2012年),见表3-6。

1997年,中国的人均卫生费用在七个比较国家中排名第七位。美国、英国、日本、巴西、俄罗斯、印度等国分别是中国的209.35倍、65.15倍、118.65倍、15.95倍、7.90倍、1.15倍。

2012年,中国的人均卫生费用在七个比较国家中排名第六位,美国、英国、日本、巴西、俄罗斯、印度等国分别是中国的27.47倍、11.16倍、14.87倍、3.35倍、2.84倍、0.18倍。2012年全球的人均卫生费用为1025美元①,是中国的3.18倍。

① World Health Organization, World Health Statistic2015 [Z/OL]:134-135.[2016-07-08],http://www.who.int/gho/publications/world_health_statistics/en/.

表 3-6　七个比较国家历年人均卫生费用（1997—2012 年）

单位:美元

国　　家	1997 年	2000 年	2005 年	2006 年	2007 年	2008 年	2009 年	2010 年	2011 年	2012 年
美　　国	4187	4790	6350	6719	7285	7164	7960	8233	8467	8845
英　　国	1303	1761	3064	3332	3867	3771	3440	3495	3659	3595
日　　本	2373	2834	2936	2759	2751	3190	3754	3958	4656	4787
中　　国	20	43	81	94	108	482	191	219	274	322
巴　　西	319	265	371	427	606	721	734	990	1119	1078
俄罗斯	158	96	277	367	493	568	476	670	803	913
印　　度	23	20	36	29	40	45	44	51	62	58

资料来源:World Health Organization.［2016-07-08］,World Health Statistic2000-2015［Z/OL］:52,
　　　http://www.who.int/gho/publications/worldhealth_statistics/en/.
注:人均卫生费用按照平均汇率计算。

经过 16 年的发展(1997—2012 年)，中国的人均卫生费用从 1997 年的
20 美元上升到 2012 年的 322 美元,增长了 15.1 倍。与美国同期相比,1997
年美国是中国的 209.35 倍,2012 年是中国的 27.47 倍。可见,中国与美国
的差距缩小得相当明显。但是从绝对水平上看,中国与其他国家差距还是
很大的。以中国目前状况与发达国家 16 年前相比,美国、英国、日本等国
1997 年人均卫生费用分别是中国 2012 年的 13 倍、4.05 倍、7.37 倍。由此
可见,虽历经 16 年,2012 年中国的人均卫生费用仍不及美国、英国、日本等
国 16 年前的水平,尚有数倍乃至十余倍的差距。

1997—2012 年七个比较国家人均卫生费用对比状况,见图 3-4。该图
形象地展示了国家间的差距,同时亦可以大致观察到各比较国家的变化趋
势(Y 轴自左向右按时间顺序排列)。中国的人均卫生费用的总体趋势是
逐年上升的,上升幅度小于美国、英国、日本、巴西等国。

2009 年中国实行新医改之后,人均卫生费用增幅变大。从 2009 年的
191 美元上升到了 322 美元。但是由于起点过低,与美国、英国、日本、巴
西、俄罗斯等国仍然有相当大的差距。

2. 人均卫生支出与人均政府卫生支出对比状况

表 3-7 列明了 2006 年、2009 年、2012 年比较七国的人均卫生支出与人

单位：美元

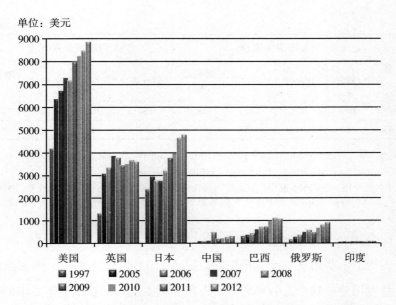

图3-4　七个比较国家历年人均卫生费用对比图（1997—2012年）

资料来源：World Health Organization.［2016-07-08］, World Health Statistic2000-2015［Z/OL］, http://www.who.int/gho/publications/worldhealth_statistics/en/.

均政府卫生支出情况，并计算了2012年相对2006年的增长率。人均政府卫生支出的增长速度大于人均卫生费用增长速度的国家有美国、日本、中国、印度，其中中国最明显，高出131.4个百分点，印度高出57个百分点。

表3-7　七个比较国家人均卫生支出与人均政府卫生支出对比

单位：美元

国　家	人均卫生支出				人均政府卫生支出			
	2006年	2009年	2012年	增长率（%）	2006年	2009年	2012年	增长率（%）
美　国	6919	7960	8845	27.8	3076	3795	4153	35.0
英　国	3332	3440	3595	7.9	2908	2895	3019	3.8
日　本	2759	2759	4787	73.5	2242	3090	3932	75.4
中　国	94	94	322	242.6	38	100	180	374.0
巴　西	427	734	1078	152.5	204	320	512	151.0

国　　家	人均卫生支出				人均政府卫生支出			
	2006 年	2009 年	2012 年	增长率（%）	2006 年	2009 年	2012 年	增长率（%）
俄罗斯	367	476	913	148.8	232	302	467	101.0
印　度	29	44	58	100.0	7	13	18	157.0

资料来源：World Health Organization.［2016－07－08］，World Health Statistic2008－2014［Z/OL］，http://www.who.int/gho/publications/worldhealth_statistics/en/.

注：表中美元采用一般汇率。表中数据采取每隔 3 年选取一次的方式，选取了 2006 年、2009 年和 2012 年进行分析。表中增长率是以 2006 年和 2012 年为基数计算得来，汇率按当年计算。

（二）人均卫生费用公平性分析

人均卫生费用是卫生总费用除以总人口的得数，反映一个国家或地区卫生总费用分摊到个人的平均值。人均卫生费用不是私人卫生支出的平均数。人均卫生费用只有达到一定数量，才能保证居民享受相应的卫生服务。既不是越多越好，也不是越少越好。增长速度亦是如此，既不是越快越好，也不是越慢越好，而要看政府与居民的承受能力。如果两者承受能力均无问题，人均政府卫生支出的增长速度高于人均私人卫生支出的增长速度是偏向于公平的。人均卫生支出增长率由人均政府卫生支出的增长率和人均私人卫生支出的增长率两个因素共同决定，两者是相反关系。2012 年与2006 年相比，中国人均政府卫生支出的增长速度为 374%，大于人均卫生费用增长速度 242.6%，说明政府支出增长率高于私人支出增长率，因此，中国人均卫生费用增长是趋向公平的。

1. 绝对公平。人均卫生费用的绝对公平是指 2012 年与 1997 年相比状况有所改善。中国的人均卫生费用从 1997 年的 20 美元上升到 2012 年的 322 美元，说明中国人均卫生费用公平性有了很大的改善，相比 1997 年人均 20 美元的落后状态，中国人均卫生费用绝对公平程度有明显提高。

2. 相对公平。人均卫生费用的相对公平是指，2012 年比 1997 年，中国相对其他六个比较国家的公平性差距有所缩小。1997 年美国、英国、日本、巴西、俄罗斯、印度等国分别是中国的 209.35 倍、65.15 倍、118.65 倍、

15. 95 倍、7. 9 倍、1. 15 倍。2012 年,美国、英国、日本、巴西、俄罗斯、印度等国分别是中国的 27. 47 倍、11. 16 倍、14. 87 倍、3. 35 倍、2. 84 倍、0. 18 倍。显然,中国与其他国家人均卫生费用的相对公平程度有了明显的提高,尤其是与发达国家的差距缩小最为显著。中国在比较七国的相对位置有了变化,排名第六,超越了 1997 年曾排名在中国之前的印度。但中国人均卫生费用的相对不公平性还较为严重,与其他国家仍然有较大的差距。且不论美国、英国和日本,即使是巴西也比中国高出 2 倍多,俄罗斯高出将近 2 倍。

3. 原因分析。造成中国卫生系统人均卫生费用的绝对与相对公平状况主要原因有三个:(1)人口基数大。人均卫生费用指标的两个影响因素是卫生总费用及总人口。中国人口众多,平摊到个人的卫生费用就相对少了。由此出现了数十倍甚至两百倍的差距,而卫生总费用占国内生产总值的比重这类指标就不会出现如此大的差距。2015 年中国总人口为 14 亿,印度为 13 亿,远远多于其他比较国家,是造成平均数低的重要因素。(2)卫生总费用低。通过卫生总费用占 GDP 的比重这个指标可以得到反映。2012 年中国卫生总费用占 GDP 的比重仅为 5. 4%,不及 1997 年世界平均水平 7. 9%。卫生总投入过低,得出的平均数就相对较低了。(3)政府重视程度不够。"中国政府预算支出的结构偏向经济建设和行政管理。"[①]在这样的背景下,政府很长一段时间忽视对卫生领域的投入,卫生领域的民生问题得不到根本解决。

三、政府总体卫生支出状况与公平性分析

(一)政府总体卫生支出状况

政府总体卫生支出(General government expenditure on health)是指广义的政府卫生支出,通常由狭义政府卫生支出(政府预算)与社会保险(包括企业和个人缴费)两部分组成。政府卫生支出占卫生总费用比重(General government expenditure on health as % of total expenditure on health)是反映一个国家或地区政府动用自身财政与动员社会保险资金支持卫生系统能力的

---

① 李玲:《健康强国:李玲话医改》,北京大学出版社 2010 年版,第 119 页。

指标。

1. 政府总体卫生支出占卫生总费用的比重状况

七个比较国家历年的政府总体卫生支出占卫生总费用的比重情况,见表3-8。1997年,中国的政府总体卫生支出占卫生总费用的比重在七个比较国家中排名第六位,排在印度之前。美国、英国、日本、巴西、俄罗斯、印度等国分别是中国的1.77倍、3.89倍、3.22倍、1.96倍、3.08倍、0.52倍。

2012年,中国政府总体卫生支出占卫生总费用的比重在七个比较国家中排名第三位,胜过美国、巴西、俄罗斯和印度。美国、英国、日本、巴西、俄罗斯、印度分别是中国的0.84倍、1.5倍、1.47倍、0.85倍、0.91倍、0.54倍。2012年全球的政府总体卫生支出占卫生总费用的比重为57.6%[①]。中国仍略低于全球水平。

经过16年的发展(1997—2012年),2012年中国政府总体卫生支出占卫生总费用的比重与1997年相比,提高了31.1个百分点,彻底改变了1997年的落后面貌。美国、英国、日本、巴西、俄罗斯、印度该比重上升的百分点分别是:2.9、-12.9、1.9、-1.2、-25.7、17.5,其中英国、巴西、俄罗斯出现了比重下降的现象。

表3-8 七个比较国家政府总体卫生支出占卫生总费用的比重 单位:%

国　家	1997年	2005年	2006年	2007年	2008年	2009年	2010年	2011年	2012年
美　国	44.1	45.1	45.8	45.5	47.8	47.7	48.2	47.8	47.0
英　国	96.9	87.1	87.3	81.7	82.6	84.1	83.2	82.8	84.0
日　本	80.2	82.2	81.3	81.3	80.5	82.3	80.3	82.1	82.1
中　国	24.9	38.8	40.7	44.7	47.3	52.5	54.3	55.9	56.0
巴　西	48.7	44.1	47.9	41.6	44.0	43.6	4.07	45.7	47.5
俄罗斯	76.8	62.0	63.2	64.2	64.3	63.4	58.7	59.8	51.1
印　度	13.0	19.0	25.0	26.2	32.4	30.3	28.8	30.5	30.5

资料来源:World Health Organization. [2016-07-08], World Health Statistic2000-2015 [Z/OL], ht-tp://www.who.int/gho/publications/worldhealth_statistics/en/.

---

① World Health Organization, World Health Statistic2015 [Z/OL], 134-135. [2016-07-08], http://www.who.int/gho/publications/world_health_statistics/en/.

2005—2012 年七个比较国家政府总体卫生支出占卫生总费用的比重的变化趋势,见图 3-5。2005—2012 年连续 8 年中国政府总体卫生支出占卫生总费用比重的总体趋势呈现逐年上升趋势,上升幅度较其他六个比较国家大。

中国自 2009 年实行新医改以来,政府总体卫生支出占卫生总费用的比重增长幅度加大,从 2009 年的 52.5% 上升到了 56%。

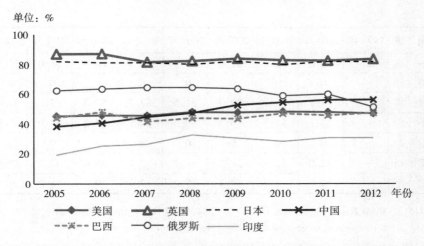

图 3-5　七个比较国家 2005—2012 年政府总体卫生支出占卫生总费用的比重
资料来源:World Health Organization.[2016-07-08],World Health Statistic2000-2015[Z/OL],http://www.who.int/gho/publications/worldhealth_statistics/en/.

2. 社会保障性支出占政府总体卫生支出的比重状况

卫生社会保障性支出(Social security expenditure on health)是指社会医疗保险支出,包括企业和个人缴费。它反映的是政府在卫生方面的社会保障资金的动员能力,体现了政府的强制力。政府卫生总支出由政府预算支出与社会医疗保障经费两部分组成,如果社会保障性支出占政府总体卫生支出的比重(Social security expenditure on health as % of general government expenditure on health)高,那么政府财政预算比值就小;反之亦然。

七个比较国家历年的社会保障性支出占政府总体卫生支出的比重情况,见表 3-9。由于英国属于国家保障型,没有社会保险支出。巴西实行基本医疗免费政策,并没有开展社会医疗保险。因此,此处只能在五个国家之间进行对比。中国社会保障性支出占政府总体卫生支出的比重低于美国、日本,高于俄罗斯、印度。2012 年中国社会保障性支出占政府总体卫生支出的比重为 67.9%,全球同年平均水平为 14.1%①,中国是全球水平的4.82 倍。

表 3-9　七个比较国家社会保障性支出占政府总体卫生支出的比重

单位:%

国　家	1997 年	2005 年	2006 年	2007 年	2008 年	2009 年	2010 年	2011 年	2012 年
美　国	42.1	28.8	28.7	27.9	27.8	86.4	86.4	86.0	87.3
英　国	—	0	0	0	0	0	0	0	0
日　本	84.7	77.7	78.7	78.7	81.5	87.7	87.3	87.6	87.0
中　国	—	54.1	57.3	55.3	60.3	64.7	64.2	67.0	67.9
巴　西	—	0	0	0	0	0	0	0	0
俄罗斯	—	42.0	42.3	38.7	38.7	38.7	44.6	47.1	38.9
印　度	—	4.7	4.9	17.4	17.2	17.4	19.0	15.8	6.5

资料来源:World Health Organization. [2016 - 07 - 08] , World Health Statistic2000 - 2015 [Z/OL] , ht-tp://www.who.int/gho/publications/worldhealth_statistics/en/.

　　2005—2012 年社会保障性支出占政府总体卫生支出的比重上升的国家有 4 个,其中美国上升了 58.5 个百分点,中国上升了 13.8 个百分点,日本上升了 9.3 个百分点,印度上升了 1.8 个百分点。比重下降的国家是俄罗斯,下降了 3.1 个百分点。中国在这 8 年期间,该比重趋势是逐年上升的,上升幅度较大。中国自 2009 年实行新医改以来,社会保障性支出占政府总体卫生支出的比重增长幅度变大,从 2009 年的 64.7% 上升到 2012 年的 67.9%。

　　(二)政府总体卫生支出公平性分析

　　政府总体卫生支出是衡量政府在卫生系统的财政预算支持程度及动员

---

　　①　World Health Organization,World Health Statistic 2015 [Z/OL] :134 - 135. [2016 - 07 - 08] ,http://www.who.int/gho/publications/world_health_statistics/en/.

社会资金建立社会医疗保障能力的重要指标。中国的政府总体卫生支出明显增加,呈现不断增长的良好态势。在多数比较国家社会保险呈下降趋势时,中国社会保障性支出占政府卫生支出的比重能保持逐年上升态势,证明政府动员社会资金有组织地投入卫生系统的能力在不断增强。

1. 绝对公平。政府总体卫生支出的绝对公平是指 2012 年比 1997 年政府总体卫生支出比重有所增加。1997 年中国政府总体卫生支出占卫生总费用的比重处于谷底,仅为 24.9%。而后开始逐年攀升,至 2012 年为 56%,提高了 31.1 个百分点。这种增长意味着,在过去若干年里,随着政府财政在卫生筹资上的功能不断强化,尤其是基本医疗保障体系的筹资水平和支付水平有所提高,个人在医药费用上的相对负担有了一定的下降。这样的变化客观上在一定程度缓解了中国"看病贵"的问题,使政府卫生支出的公平性程度得以提高。但直至 2012 年,中国仍未达到全球同年平均水平(56.7%),因此,绝对公平性方面还不能令人满意。2010 年世界卫生报告指出:"卫生系统的长期目标是将政府和强制保险的总费用在 GDP 当中的比例提高到 15%—6%①。"而 2012 年中国卫生总费用(政府和强制保险及私人卫生支出)占 GDP 比重才只有 5.4%,要达此目标,可谓任重道远。

2. 相对公平。政府总体卫生支出的相对公平是指在同一时间点,中国与其他六个比较国家的公平性差距有所缩小。1997 年美国、英国、日本、巴西、俄罗斯、印度分别是中国的 1.77 倍、3.89 倍、3.22 倍、1.96 倍、3.08 倍、0.52 倍。2012 年美国、英国、日本、巴西、俄罗斯、印度分别是中国的 0.84 倍、1.5 倍、1.47 倍、0.85 倍、0.91 倍、0.54 倍。中国不仅缩小与其他国家的差距,还超越了美国、俄罗斯和印度。因此,中国政府总体卫生支出的相对公平性大大提高了。但如果要学习英国或者日本卫生模式,无论是其中哪一种,都要加大政府卫生支出占卫生总费用的比重的

---

① World Health Organization, World Health Report: Health Systems Financing: the path to universal coverage, Printed in France, 2010:53.

步伐。

3. 原因分析。造成中国卫生系统这种公平性状况的原因,主要有:(1)国际原因。中国政府卫生支出占卫生总费用比重在七个比较国中排名第三,主要归因于社会保障资金筹资能力的大大增强。俄罗斯的社会保险并不高,印度只有极少量的社会保险,英国与巴西不实行社会保险政策,政府筹资的路径主要为政府预算。因此,这些国家该指标增长速度不如中国。而 2012 年中国卫生总费用占 GDP 比重未能达到当年世界平均水平,其中一个原因是起点过低。(2)中国政府日益重视卫生领域的投入。政府预算每年都有所增加,呈现逐年增加之势。新医改方案指出,"政府卫生投入增长幅度要高于经常性财政支出的增长幅度,使政府卫生投入占经常性财政支出的比重逐步提高。"①毫无疑问,不断提高政府对卫生领域的投入,可以在一定程度上让本国居民获益。近年,中国 GDP 增速出现了下滑的趋势:2010—2013 年的 GDP 增长率分别为:10.45%、9.3%、7.65%、7.7%②,经济进入新常态,不可能同以往那样保持高速增长。如果指望政府卫生支出比重一直保持高速增长,也是不现实的。"更加切实可行的政策是保持广义政府卫生支出的增长幅度继续高于政府财政支出总额的增长幅度。"③即要加大社会保险的力度。诚然,这一做法是可取的。但是,也是有限度的。近期国家根据职工及企业的反映,降低了"四险一金"(养老保险、医疗保险—生育保险、失业保险、工伤保险、住房公积金)。这是对原来过度加重社会负担的做法的纠正。"从 1991 年到 2013 年,中国人均医疗费用的年均增长率为 17.49%。……如果现有的政策环境不变,预计到 2020 年,中国医疗费用将依然保持 12.08%—18.16% 的年均增速。"④面对这种年均医疗费用增

---

① 《关于深化医药卫生体制改革的意见》,2015 年 12 月 28 日,见 http://www.gov.cn/test/2009-04/08/content_1280069.htm。

② 《中国历年 GDP 增长率一览(1950—2013 年)》,2016 年 1 月 10 日,见 http://intl.ce.cn/zhuanti/data/s/Chinadata/201403/14/t20140314_2485387.shtml。

③ 顾昕:《新医改的公益性路径》,云南教育出版社 2013 年版,第 120 页。

④ 《中国人均医疗费用增长率远超 GDP》,2016 年 3 月 6 日,见 http://news.xinhuanet.com/health/2015-04/09/c_127672400.htm。

长率大大高于 GDP 增长率的局面,首要任务当然是要控制医疗费用不合理的过快增长态势,其次是要确定多种筹集卫生资金方式的合理比例。

四、私人卫生支出占卫生总费用比重状况与公平性分析

私人卫生支出(Private expenditure on health)指个人承担的卫生费用,主要有患者直接支付与商业保险中的私人预付计划(Private prepaid plans)等两种形式。患者直接支付(或称现金支付,也称自费支付)指在医疗卫生方面由患者向医务人员提供的诊疗服务、医学或检查程序、药品和其他物品,以及检验服务而收取的费用。包括正式与非正式收费。有的地区,即使在保险的范围内,患者通常会以共同保险、共同支付、起付线等形式直接支付。患者直接支付是最容易导致卫生不公平的筹资方式与支付方式。私人卫生支出占卫生总费用的比重(Private expenditure on health as % of total expenditure on health)作为居民医疗费用负担的相关指标。

（一）私人卫生支出占卫生总费用比重状况

1. 私人卫生支出占卫生总费用比重状况

七个比较国家历年的私人卫生支出占卫生总费用比重情况,见表3-10。1997 年,按比重数值从大到小排名为:印度、中国、美国、巴西、俄罗斯、日本、英国。中国分别是美国、英国、日本、巴西、俄罗斯、印度的 1.34倍、24.23 倍、3.77 倍、1.46 倍、3.24 倍、0.86 倍。一般来说,私人卫生支出占卫生总费用比重越低,个人卫生支出越轻松,卫生筹资公平性越高。按个人卫生支出轻松程度排序(即按比重数值从小至大排名)为:英国、日本、俄罗斯、巴西、美国、中国、印度。中国个人卫生支出轻松程度排名第六位,较印度稍好。对应的 1997 年中国资金捐助公正性在七个比较国家中也是第六位,当时较巴西略好。

2012 年,按比重数值从大至小排名为:印度、美国、巴西、俄罗斯、中国、日本、英国。美国、英国、日本、巴西、俄罗斯、印度分别是中国的 1.2 倍、0.36 倍、0.41 倍、1.19 倍、1.11 倍、1.58 倍。按个人卫生支出轻松程度排序(即按比重数值从小至大排名)为:英国、日本、中国、俄罗斯、巴西、美国、

印度。中国个人卫生支出轻松程度排名第三位,胜于美国、巴西、俄罗斯、印度。2012 年全球的私人卫生支出占卫生总费用比重为 42.3%①。中国仍高于全球水平。

表 3-10　　七个比较国家私人卫生支出占卫生总费用的比重　　单位:%

国　家	1997 年	2005 年	2006 年	2007 年	2008 年	2009 年	2010 年	2011 年	2012 年
美　国	55.9	54.9	54.2	54.5	52.2	52.3	51.8	57.0	53.0
英　国	3.1	12.9	12.7	18.3	17.4	15.9	16.8	17.2	16.0
日　本	19.9	17.8	18.7	18.7	18.0	17.7	19.7	17.6	17.9
中　国	75.1	61.2	59.3	55.3	52.7	47.5	45.7	44.1	44.0
巴　西	51.3	55.9	52.1	58.4	56.0	56.4	53.0	54.3	52.5
俄罗斯	23.2	38.0	36.8	35.8	35.7	36.6	41.3	40.2	48.9
印　度	87.0	81.0	75.0	73.8	67.6	69.7	71.8	69.5	69.5

资料来源:World Health Organization.[2016-07-08],World Health Statistic2000-2015[Z/OL],http://www.who.int/gho/publications/worldhealth_statistics/en/.

　　七个比较国家 1997 年和 2012 年私人卫生支出占卫生费用比重对比情况,见图 3-6。经过 16 年的发展(1997—2012 年),2012 年中国私人卫生支出占卫生总费用比重与 1997 年相比,仅是 1997 年的 0.59 倍,下降幅度较大。中国个人卫生支出轻松程度排名由第六名跃升为第三名,进步了三名。

　　2005—2012 年七个比较国家私人卫生支出占卫生总费用比重的变化趋势,见图 3-7。2005—2012 年连续 8 年,呈下降趋势的国家有中国、印度、美国、巴西。最明显的国家是中国,下降了 17.2 个百分点;其次是印度,下降了 11.5 个百分点。呈上升趋势的国家有俄罗斯、英国。最明显的国家是俄罗斯,上升了 10.9 个百分点;其次是英国,上升了 3.1 个百分点。

　　中国实行新医改之后(2009—2012 年),私人卫生支出占卫生总费用比重继续呈下降趋势,前后下降了 3.5 个百分点。

---

　　① World Health Organization,World Health Statistic 2015[Z/OL]:134-135.[2016-07-08],http://www.who.int/gho/publications/world_health_statistics/en/.

单位：%

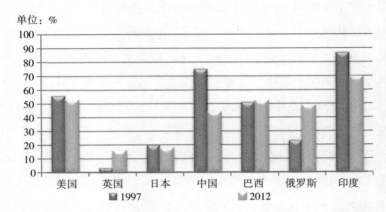

图 3-6　七个比较国家 1997 年和 2012 年私人卫生支出占卫生总费用比重

资料来源：World Health Organization. ［2016 - 07 - 08］, World Health Statistic2000 - 2015［Z/OL］, ht-tp：//www.who.int/gho/publications/worldhealth_statistics/en/.

单位：%

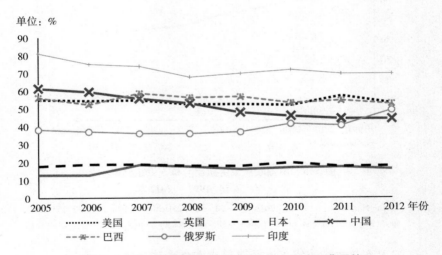

图 3-7　七个比较国家私人卫生支出占卫生总费用的
比重变化趋势（2005—2012 年）

资料来源：World Health Organization. ［2016 - 07 - 08］, World Health Statistic2000 - 2015［Z/OL］, ht-tp：//www.who.int/gho/publications/worldhealth_statistics/en/.

2. 中国政府与私人卫生支出占 GDP 比重构成状况

在国际上，卫生总费用主要包括两部分，一是政府总体卫生支出，二是私人卫生支出。中国 1997—2012 年政府卫生支出与私人卫生支出占卫生总费用占比状况见图 3-8。据该图可知,自 1997 年以来,政府卫生支出曲线与私人卫生支出曲线呈相反方向变化。前者呈上升趋势,后者呈下降趋势。两条曲线相交于 2009 年,并且私人卫生支出占比曲线继续保持下降态势。这表明 2009 年是中国政府承担卫生责任的一个重要转折点,政府动员社会资金的能力(包括政府预算与社会保险)开始胜于私人筹资能力,尤其可喜的是这种能力保持着增长势头。政府卫生支出与私人卫生支出占比呈现的新变化,说明中国卫生筹资公平性走上了新的发展轨道,并且趋势良好。而 2009 年是中国新医改启动首年,证明中国新医改取得了初步成功。

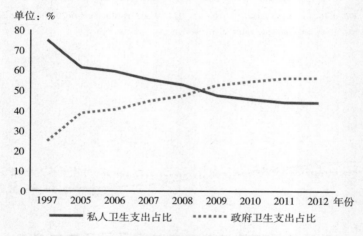

图 3-8　中国政府卫生支出与私人卫生支出
占比变化趋势(1997—2012 年)

资料来源:World Health Organization.[2016-07-08],World Health Statistic2000-2015[Z/OL],http://www.who.int/gho/publications/worldhealth_statistics/en/.

(二)私人卫生支出占卫生总费用比重公平性分析

随着政府和社会卫生支出的比重不断增加,私人卫生支出比重持续下降。但是,"看病贵"问题仍然普遍存在。《2010 年世界卫生组织报告》指出:"只有当患者直接支付占卫生总费用的比例低 15%—20% 的时候,也就是说对患者直接支付占比下降到这种程度时,由此导致的家庭灾难性支出发生率在通常情况下才下降到可以忽略不计的水平。中低收入国家可能希望为自己制定更易实现的短期目标。例如,世界卫生组织的东南亚和西太平洋地区最近为自身设定了 30%—40% 的目标。"①家庭灾难性卫生支出(家庭卫生保健支出超过家庭年可支配支出一半以上)是反映医疗保障承担医疗费用风险分担的能力。在国际上通常认为公平的卫生系统应该避免百姓因病致贫或因为就医过度影响家庭的消费结构,从而产生灾难性影响。

1. 绝对公平。私人卫生支出占卫生总费用比重的绝对公平是指 2012 年比 1997 年私人卫生支出占卫生总费用比重有所下降。2012 年中国私人卫生支出占卫生总费用比重从 1997 年的 75.1% 下降至 2012 年的 44%,下降了 31.1 个百分点,意味着个人在卫生费用分担方面压力有较大幅度的减轻。2009 年前后,私人卫生支出占卫生总费用比重与政府所占比重相同,表明 2009 年是中国政府承担卫生责任的一个重要转折点,政府动员社会资金的能力(包括政府预算与社会保险)开始高于私人筹资,尤其可喜的是这种公平性呈良好的发展态势。但是,2012 年全球的私人卫生支出占卫生总费用比重为 42.3%。② 中国仍高于全球水平,表明个人负担压力高于全球平均水平。

2. 相对公平。私人卫生支出占卫生总费用比重的相对公平是指同一时间段,中国相对其他六个比较国家在私人卫生支出方面的公平性差距有所缩小,公平性得到改善。1997 年,比较七国按个人卫生支出轻松程度排序(即按比重数值从小至大排名)为:英国、日本、俄罗斯、巴西、美国、中国、印度。中国个人卫生支出轻松程度排名第六位,比印度稍好。2012 年按个人卫生支出轻松程度排序(即按比重数值从小至大排名)为:英国、日本、中国、俄罗斯、巴西、美国、印度。中国个人卫生支出轻松程度排名第三位,胜于美国、巴西、俄罗斯、印度。中国在不断缩小与其他国家的差距,16 年来,不断朝更加公平的方向发展。但是中国的私人卫生支出占卫生总费用的比

---

① World Health Organazition, World Health Report 2010: Health System: Financing: the path to universal coverage, Geneva. 2010: 42-44.

② World Health Organization, World Health Statistic 2015[Z/OL]: 134-135.[2016-07-08], http://www.who.int/gho/publications/world_health_statistics/en/.

重仍属偏高,如果仅跟英国、日本相比,分别是它们的 2.75 倍、2.46 倍。

3. 原因分析。造成中国卫生系统公平性状况的原因,主要有:

(1)国际原因。巴西及印度实行免费的医疗模式,由于政府提供的医疗服务水平较低,居民为了健康的需要,往往自费到其他私立机构看病,导致了私人卫生支出占比居高不下。这两个国家表面上实行了免费医疗,但是由于国家社会经济水平的限制,实质上是行不通的。看来,免费的也不一定就是最好的。即便是在英国,医疗也不是全部免费的。1997 年,英国私人卫生支出占比为 3.1%,而 2012 年该比例为 16%。英国在管理形式上,实行了所谓的"卫生系统内部市场化",私人卫生支出有所增加。俄罗斯由于进行了政治体制及经济体制的巨大转型,经济上暂时遇到种种困难,政府财政支持力度变小,导致私人卫生支出占比由 1997 年的 23.2% 跃升为 2012 年的 48.9%。美国为典型的市场主导型医疗保障模式,医疗卫生的供给和需求由市场决定,国民通过购买各种私人医疗保险得到医疗保障。美国私人卫生支出相当高,这种模式由于成本过高,许多国家并没有采用。同时,市场主导型医疗保障模式也不一定是最公平的。比如,1997 年美国卫生总费用占 GDP 比重为 13.7%,作为世界上卫生投入最高的国家,而其同年的资金捐助公正性世界排名仅在第 54—55 位。

(2)私人卫生支付方式。私人支出占比仅是影响卫生公平性的一个因素,私人卫生支出中现金支付与私人预付计划的比例也是重要因素。《2010 年世界卫生组织报告》指出:"决定卫生系统卫生筹资公平的最重要因素是预付比例在卫生总费用中的份额。患者直接支付通常是卫生支付方式中最落后的,也最容易将人们暴露于灾难性的财政风险之中。"[①]美国私人卫生支出占比很高,但是其质疑公平性的声音并不大,原因在于较好地推行了预付制度。以私人卫生支出为例,2012 年美国自付费用占个人卫生支出占比仅为 22.4%,私人预付计划占比为 63.7%;而中国同期的占比分别

---

① World Health Organization, World Health Report 2000: Health systems : improving performance, Printed in France, 2000:113.

为78%、7%。因此,中国卫生筹资公平性受到影响。2012年的情况尚且如此,更遑论1997年了。从此角度,可以佐证1997年中国卫生筹资公平性的排名是合理的。

《2010年世界卫生组织报告》指出:"只有当家庭的患者直接支付占卫生总费用的15%—20%的时候,'家庭灾难性卫生支出'发生率才会降至忽略不计的水平。"[①]2011年中国私人卫生支出占比为44.1%,自付费用占个人卫生支出占比为78.8%,因此,患者直接支付占卫生总费用的34.75%。由此,导致了较高的家庭灾难性卫生支出发生率。有研究表明,2011年中国发生了灾难性卫生支出的比例为12.9%[②]。这一群体的数量是相当大的,他们因病导致贫穷,又因为贫穷健康进一步恶化,陷入恶性循环之中。如要促进卫生筹资的公平性,必须打破这一现状。

(3)中国政府卫生投入不断加大。新医改方案要求建立和完善政府卫生投入机制,通过不断增加政府对卫生领域的投入,降低了私人卫生支出,从而不断减轻私人负担,促进了卫生筹资的公平性。

第三节　国内卫生筹资的公平性

一、国内卫生筹资主体费用分担状况与公平性分析

(一)国内卫生筹资主体费用分担状况

国际上将卫生支出分为政府总体卫生支出和私人卫生支出两类,主体就是两类:政府与个人。政府整体卫生支出包括政府预算与社会医疗保险费用。我国卫生支出主体分为三类,分别是政府、社会和个人。一般来说,国际上所说的政府总体卫生支出,是指中国国内分类法中的政府支出和社

---

①　World Health Organazition, World Health Report 2010: Health System: Financing: the path to universal coverage, Geneva.2010:42-44.

②　Qun Men, *Trends in access to health services and Financial protection in China between 2003and 2011: a cross—sectional study*, Lancet, 2012(379):805-814.

会支出。不同的资金来源及不同的构成比例,反映了不同主体的经济负担水平,从而反映着卫生筹资公平性的差异。

表3-11为国内1997—2014年三类卫生费用筹资主体费用分担情况。如表所示,1997年政府卫生支出占卫生费用比重为16.4%,社会卫生支出占卫生总费用比重为30.8%,个人卫生支出占卫生总费用比重为52.8%。2014年政府卫生支出占卫生总费用比重为30.0%,社会卫生支出的比重为38.1%,个人卫生支出的比重为32%。历经18年的发展,政府卫生支出的比重上升了13.6个百分点,社会卫生支出的比重上升了7.3个百分点,个人卫生支出的比重下降了20.8个百分点。显然,1997—2014年政府卫生支出占卫生总费用比重和社会卫生支出占卫生总费用比重总体呈上升趋势,个人卫生支出占卫生总费用比重呈下降趋势。

表3-11 国内三类卫生费用筹资主体费用分担情况(1997—2014年)

单位:%

年 份	政府卫生支出占卫生总费用比重	社会卫生支出占卫生总费用比重	个人卫生支出占卫生总费用比重
1997	16.4	30.8	52.8
1998	16.0	29.1	54.8
1999	15.8	28.3	55.9
2000	15.5	25.6	59.0
2001	15.9	24.1	60.0
2002	15.7	26.6	57.7
2003	17.0	27.2	55.9
2004	17.0	29.3	53.6
2005	17.9	29.9	52.2
2006	18.1	32.6	49.3
2007	22.3	33.6	44.1
2008	24.7	34.9	40.4
2009	27.5	35.1	37.5
2010	28.7	36.0	35.3

年 份	政府卫生支出占卫生总费用比重	社会卫生支出占卫生总费用比重	个人卫生支出占卫生总费用比重
2011	30.7	34.6	34.8
2012	30.0	35.7	34.3
2013	30.1	36.0	33.9
2014	30.0	38.1	32.0

资料来源:国家卫生和计划生育委员会:《2015 中国卫生与计划生育统计年鉴》,中国协和医科大学出版社 2015 年版,第 91 页。

注:依年鉴,三类主体个别年份的筹资分担比例之和不等于 100%。

据表 3-11,可得图 3-9。

1.政府卫生支出占卫生总费用比重状况

政府卫生支出指各级政府用于医疗卫生服务、医疗保障补助、卫生和医疗保障行政管理等各项事业的经费。它是政府在卫生领域的投入,代表政府在财政上对卫生系统的支持力度。

1997 年政府卫生支出占卫生总费用的 16.4%,2014 年为 30%,上升了 13.6 个百分点,18 年间增长幅度较大。1997—2014 年,政府卫生支出总体呈增长态势,具体形态为先降后升再略降。其中 2007—2014 年 8 年期间,总体是上升态势,由 2007 年的 22.3%上升至 2014 年的 30%;其中 2007 年是一个转折点,当年攀升了 4.2 个百分点。2009 年新医改后,发展趋势呈上升态势,到 2011 年以后有细微的下降幅度。历史最低点为 2000 年的 15.5%,历史最高点为 2011 年的 30.7%。

2.社会卫生支出占卫生总费用比重状况

社会卫生支出指政府支出之外的社会各界对卫生事业的资金投入,包括社会医疗保障支出、商业健康保险费、社会办医支出、社会捐赠援助、行政事业性收费收入等。国际分类中的政府总体卫生支出中的社会保障支出仅指社会医疗保障支出,非强制性的商业健康保险费不在其中。

1997 年社会卫生支出占卫生总费用比重为 30.8%,2014 年的比重为

单位：%

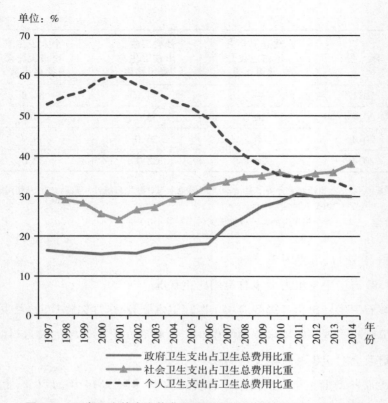

图 3-9　三类卫生筹资主体费用分担变化趋势图（1997—2014 年）

资料来源：国家卫生和计划生育委员会：《2015 中国卫生与计划生育统计年鉴》，中国协和医科大学出版社 2015 年版，第 216 页。

38.1%。2014 年比 1997 年上升了 7.3 个百分点，18 年期间增长幅度不大。

1997—2014 年，社会卫生支出占卫生总费用比重总体呈先下降后持续增长态势，具体形态为下降-上升-下降-上升的反复。其中 2007—2014 年 8 年期间，总体呈上升态势，由 2007 年的 33.6% 上升至 2014 年的 38.1%，但升降反复不断。2009 年新医改后，发展趋势同 2007—2014 年 8 年期间，总体呈上升态势。历史最低点为 2001 年的 24.1%，历史最高点为 2014 年的 38.1%。

3. 个人卫生支出占卫生总费用比重状况

个人卫生支出，亦称个人现金卫生支出，指城乡居民在接受各类医疗卫生服务时的现金支付,包括享受各种医疗保险制度的居民就医时自付的费用。

1997 年个人卫生支出占卫生总费用比重为 52.8%,2014 年为 32%,下降了 20.8 个百分点,18 年期间下降幅度相当大。

1997—2014 年,个人卫生支出占卫生总费用比重总体呈增长态势,具体形态为先升后降。其中 2007—2014 年 8 年期间连续下降,由 2007 年的 44.1%下降至 2014 年的 32%;其中 2007 年是一个转折点,当年下降了 5.2 个百分点。2009 年新医改后,发展趋势同 2007—2014 年 8 年期间。历史最低点为 2014 年的 32%,历史最高点为 2001 年的 60%。

4. 三类筹资主体比重构成关系

从图 3-9 可以看出,1997—2014 年 18 年期间,三条曲线呈喇叭口的形状不断相互靠拢,呈相交态势。下降的个人卫生支出占卫生总费用比重曲线,于 2011 年与上升的社会卫生支出占卫生总费用比重曲线相交。按此趋势,它亦将于近年与上升的政府卫生支出占卫生总费用的比重曲线相交。表明三类主体卫生筹资责任基本相当,结束了个人比重过高的历史局面。由于统计口径不同,在国际比较时,笔者发现政府卫生支出曲线与私人卫生支出曲线相交于 2009 年。

(二)国内卫生筹资主体费用分担公平性分析

卫生费用构成反映卫生筹资主体费用分担情况。一般来说,政府卫生支出占卫生总费用的比重越大越好;个人卫生支出占卫生总费用的比重越小越好。当然个人卫生支出也必须占到一定的比例,否则由于道德风险的存在,会导致卫生资源严重浪费。世界卫生组织认为,卫生支付方式中最落后的是现金支付,通常表现为最容易暴露于灾难性支出的风险;个人支付是公平性最差的卫生筹资方式,应尽可能地减少。鉴于国际比较部分对中国卫生筹资总体情况已经作出详细分析,此处只作简要论述。

1. 绝对公平。绝对公平是指个人卫生支出占比 2014 年比 1997 年有所下降。18 年期间个人卫生支出占卫生总费用比重幅度大,有效地改善了卫生筹资不平等状况。同时,离"健康中国 2020"战略提出的"将个人现金支出降低至30%以内"①的目标也比较靠近了。

2. 相对公平。相对公平是指同一时间,个人卫生支出占卫生总费用的比重有所下降,同时,政府和社会的卫生支出占比有所上升。2014年国内卫生费用分担比例为:政府承担30%,社会承担38.1%,个人承担32%。② 相对于1997年卫生费用的分担比例,政府卫生支出和社会卫生支出的比例有较大程度的提高,个人卫生支出有不同程度的下降。因此,2014年卫生筹资分担的相对公平性体现得比较明显。然而,目前这种相对公平性水平,其实还需进一步提高,个人承担32%的比例还是偏高了。有学者认为,"政府、社会和个人的负担比例为40%、40%和20%时相对公平性更高。"③

3. 原因分析。造成国内卫生筹资主体费用分担公平性状况的原因主要有:(1)政府预算增加。在医疗卫生改革中,我国特别强调政府责任,加大了对医疗卫生领域的投入。(2)我国社会医疗保障制度逐渐完善。国家卫生服务调查显示,我国的基本医疗保险的参保率从1998年的23.6%提高到2013年的95.1%④。医疗保险的报销减轻了居民个人卫生支付压力。(3)经济实力增强。2010年我国的经济总量跃居世界第二,成为世界第二大经济体。经济的繁荣为卫生系统的发展提供了坚实的后盾,使得卫生费用分担结构得到改善。

二、省际卫生筹资主体费用分担状况与公平性分析

中国卫生统计年鉴省份卫生费用构成统计表始于2010年,截止时间为2013年。然而该年数据不齐全,为了保证分析所用数据的统一性和连续性,选用2011—2013年的数据,见表3-12、表3-13和表3-14。因年鉴缺

---

① 《"健康中国2020"战略研究报告》,人民卫生出版社2012年版,第5页。
② 按中国卫生统计年鉴的数据,三者相加总和为100.1%。
③ 彭现美:《健康投资绩效研究》,合肥工业大学出版社2006年版,第46—47页。
④ 《2013第五次国家卫生服务调查分析报告》,中国协和医科大学出版社2015年版,第21页。

少西藏的数据,故只研究我国 30 个省份的卫生筹资公平性状况。

表 3-12　　我国 30 个省份 2011 年卫生总费用构成表

地　区	卫生总费用（亿元）				卫生总费用构成（%）			卫生费用占 GDP%
	合　计	政府卫生支出	社会卫生支出	个人卫生支出	政府卫生支出	社会卫生支出	个人卫生支出	
全　国	24345.91	7464.18	8416.45	8465.28	30.7	34.6	34.8	5.15
北　京	977.26	275.48	453.16	248.62	28.2	46.4	25.4	6.01
天　津	411.10	104.40	155.34	151.36	25.4	37.8	36.8	3.67
河　北	1058.22	338.67	273.64	445.91	32.0	25.9	42.1	4.32
辽　宁	885.62	210.16	322.60	352.86	23.7	36.4	39.8	3.98
上　海	930.24	215.70	520.86	193.68	23.2	56.0	20.8	4.85
江　苏	1543.26	407.46	647.05	488.75	26.4	41.9	31.7	3.14
浙　江	1419.41	328.43	550.27	540.71	23.1	38.8	38.1	4.39
福　建	617.68	189.71	243.79	184.18	30.7	39.5	29.8	3.52
山　东	1648.65	425.10	616.02	607.53	25.8	37.4	36.8	3.63
广　东	1851.75	501.73	712.15	637.87	27.1	38.5	34.4	3.48
海　南	163.30	55.71	64.83	42.76	34.1	39.7	26.2	6.47
山　西	559.01	183.00	176.99	199.02	32.7	31.7	35.6	4.97
吉　林	515.33	156.72	128.76	229.85	30.4	25.0	44.6	4.88
黑龙江	730.54	186.84	234.82	308.88	25.6	32.1	42.3	5.81
安　徽	891.65	302.18	232.06	357.41	33.9	26.0	40.1	5.83
江　西	587.48	234.16	155.81	197.52	39.9	26.5	33.6	5.02
河　南	1259.40	418.75	305.92	534.73	33.2	24.3	42.5	4.68
湖　北	926.27	278.04	280.85	367.37	30.0	30.3	39.7	4.72
湖　南	881.64	282.55	247.71	351.38	32.0	28.1	39.9	4.48
内蒙古	550.40	187.39	145.44	217.57	34.0	26.4	39.5	3.83
重　庆	512.03	165.95	151.07	195.02	32.4	29.5	38.1	5.11
四　川	1221.03	414.61	391.38	415.04	34.0	32.1	34.0	5.81
广　西	665.67	260.46	189.15	216.06	39.1	28.4	32.5	5.68
贵　州	423.53	205.66	96.27	121.60	48.6	22.7	28.7	7.43
云　南	679.67	255.78	205.23	218.66	37.6	30.2	32.2	7.64
陕　西	730.98	225.15	221.58	284.26	30.8	30.3	38.9	5.84

续表

地 区	卫生总费用（亿元）				卫生总费用构成（%）			卫生费用占GDP%
	合 计	政府卫生支出	社会卫生支出	个人卫生支出	政府卫生支出	社会卫生支出	个人卫生支出	
甘　肃	393.60	161.59	99.26	132.75	41.1	25.2	33.7	7.84
青　海	109.27	47.69	31.28	30.30	43.6	28.6	27.7	6.54
宁　夏	116.31	45.53	28.13	42.65	39.1	24.2	36.7	5.53
新　疆	510.00	181.22	193.87	134.91	35.5	38.0	26.5	7.72

资料来源：国家卫生和计划生育委员会：《2013 中国卫生与计划生育统计年鉴》，中国协和医科大学出版社 2013 年版。

表 3-13　我国 30 个省份 2012 年卫生总费用构成表

地 区	卫生总费用（亿元）				卫生总费用构成（%）			卫生总费用占GDP%
	合 计	政府卫生支出	社会卫生支出	个人卫生支出	政府卫生支出	社会卫生支出	个人卫生支出	
全　国	28119.0	8432.0	10030.7	9656.3	30.0	35.7	34.3	5.40
北　京	1190.0	320.4	601.0	268.7	26.9	50.5	22.6	6.70
天　津	479.75	120.90	184.37	174.47	25.2	38.4	36.4	3.72
河　北	1248.10	368.32	353.03	526.76	29.5	28.3	42.2	4.70
辽　宁	1011.96	233.02	382.73	396.21	23.0	37.8	39.2	4.07
上　海	1092.35	232.49	646.51	213.35	21.3	59.2	19.5	5.41
江　苏	1892.02	483.75	863.51	544.75	25.6	45.6	28.8	3.50
浙　江	1543.70	342.67	689.32	511.71	22.2	44.7	33.2	4.45
福　建	678.21	222.81	263.37	192.02	32.9	38.8	28.3	3.44
山　东	1928.88	498.38	726.42	704.09	25.8	37.7	36.5	3.86
广　东	2185.30	587.32	858.11	739.87	26.9	39.3	33.9	3.83
海　南	180.33	66.82	59.45	54.06	37.1	33.0	30.0	6.31
山　西	665.04	206.68	222.70	235.65	31.1	33.5	35.4	5.49
吉　林	647.96	174.02	177.75	296.19	26.9	27.4	45.7	5.43
黑龙江	823.72	191.00	279.84	352.88	23.2	34.0	42.8	6.02
安　徽	1112.02	365.75	300.83	445.44	32.9	27.1	40.1	6.46
江　西	658.24	269.45	175.06	213.73	40.9	26.6	32.5	5.08

续表

地 区	卫生总费用（亿元）				卫生总费用构成（%）			卫生总费用占GDP%
	合 计	政府卫生支出	社会卫生支出	个人卫生支出	政府卫生支出	社会卫生支出	个人卫生支出	
河 南	1517.63	489.46	381.86	646.30	32.3	25.2	42.6	5.13
湖 北	1093.96	305.89	335.88	452.19	28.0	30.7	41.3	4.92
湖 南	1075.69	338.82	305.35	431.52	31.5	28.4	40.1	4.86
内蒙古	619.03	204.46	175.21	239.37	33.0	28.3	38.7	3.90
重 庆	621.54	195.56	204.80	221.19	31.5	33.0	35.6	5.45
四 川	1405.91	473.89	467.31	464.71	33.7	33.2	33.1	5.89
广 西	782.47	286.69	235.55	260.23	36.6	30.1	33.3	6.00
贵 州	480.23	242.62	97.97	139.64	50.5	20.4	29.1	7.01
云 南	757.67	288.23	211.84	257.60	38.0	28.0	34.0	7.35
陕 西	860.52	257.49	276.12	326.91	29.9	32.1	38.0	5.95
甘 肃	444.72	168.88	113.94	161.91	38.0	25.6	36.4	7.87
青 海	142.49	61.72	42.26	38.50	43.3	29.7	27.0	7.52
宁 夏	135.00	51.80	36.51	46.69	38.4	27.0	34.6	5.77
新 疆	566.30	190.00	224.26	152.03	33.6	39.6	26.9	7.55

资料来源：国家卫生和计划生育委员会：《2014 中国卫生与计划生育统计年鉴》，中国协和医科大学出版社 2014 年版。

表 3-14 　　我国 30 个省份 2013 年卫生总费用构成表

地 区	卫生总费用（亿元）				卫生总费用构成（%）			卫生总费用占GDP%
	合 计	政府卫生支出	社会卫生支出	个人卫生支出	政府卫生支出	社会卫生支出	个人卫生支出	
全 国	31668.95	9545.81	11393.79	10729.34	30.1	36.0	33.9	5.39
北 京	1340.23	356.42	708.36	275.45	26.6	52.9	20.6	6.87
天 津	552.09	145.31	212.38	194.40	26.3	38.5	35.2	3.84
河 北	1486.26	429.83	440.62	615.82	28.9	29.6	41.4	5.25
辽 宁	1176.78	263.26	471.80	441.71	22.4	40.1	37.5	4.35
上 海	1248.68	250.82	740.42	257.44	20.1	59.3	20.6	5.78

地区	卫生总费用（亿元）				卫生总费用构成（%）			卫生总费用占GDP%
	合　计	政府卫生支出	社会卫生支出	个人卫生支出	政府卫生支出	社会卫生支出	个人卫生支出	
江　苏	2213.19	549.23	1010.36	653.60	24.8	45.7	29.5	3.74
浙　江	1712.33	393.16	750.80	568.37	23.0	43.8	33.2	4.56
福　建	835.32	268.01	330.72	236.60	32.1	39.6	28.3	3.84
山　东	2245.97	571.45	874.71	799.80	25.4	38.9	35.6	4.11
广　东	2518.82	667.69	1049.98	801.14	26.5	41.7	31.8	4.05
海　南	185.12	77.40	59.92	47.80	41.8	32.4	25.8	5.88
山　西	732.80	229.62	235.75	267.44	31.3	32.2	36.5	5.81
吉　林	764.79	197.68	233.02	344.10	25.8	29.2	45.0	5.89
黑龙江	968.93	206.55	359.48	402.61	21.3	37.1	41.6	6.73
安　徽	1221.50	415.45	381.54	424.51	34.0	31.2	34.8	6.42
江　西	738.09	325.75	191.81	220.53	44.1	26.0	29.9	5.15
河　南	1686.51	561.33	443.38	681.80	33.3	26.3	40.4	5.24
湖　北	1231.19	368.37	397.23	465.59	29.9	32.3	37.8	4.99
湖　南	1306.73	392.91	380.71	533.12	30.1	29.1	40.8	5.33
内蒙古	698.86	223.00	208.31	267.55	31.9	29.8	38.3	4.15
重　庆	737.34	226.79	253.79	256.76	30.8	34.4	34.8	5.83
四　川	1675.24	546.11	556.02	573.11	32.6	33.2	34.2	6.38
广　西	847.36	322.49	267.91	256.96	38.1	31.6	30.3	5.89
贵　州	552.54	278.00	124.77	149.78	50.3	22.6	27.1	6.90
云　南	847.66	322.14	241.43	284.09	38.0	28.5	33.5	7.23
陕　西	1016.70	293.96	327.87	394.87	28.9	32.2	38.8	6.34
甘　肃	518.21	188.17	141.28	188.76	36.3	27.3	36.4	8.27
青　海	162.54	78.10	43.06	41.37	48.1	26.5	25.5	7.74
宁　夏	168.06	60.44	48.91	58.72	36.0	29.1	34.9	6.55
新　疆	667.06	208.68	269.55	188.83	31.3	40.4	28.3	7.98

资料来源:国家卫生和计划生育委员会:《2015中国卫生与计划生育统计年鉴》,中国协和医科大学出版社2015年版,第92页。

（一）省际卫生筹资主体费用分担状况

1. 省际卫生总费用占 GDP 的比重状况

2011 年我国卫生总费用占 GDP 比重为 5.15%，高于全国水平的有 13 个省份，分别是北京、海南、黑龙江、安徽、四川、广西、贵州、云南、陕西、甘肃、青海、宁夏、新疆，最高的是甘肃省（7.84%）。有 17 个省份低于全国水平，最低的是江苏省（3.14%）。

2012 年我国卫生总费用占 GDP 比重为 5.4%，高于全国水平的有 17 个省份，分别是北京、上海、海南、山西、吉林、黑龙江、安徽、重庆、四川、广西、贵州、云南、陕西、甘肃、青海、宁夏、新疆，最高的是甘肃省（7.87%）。有 13 个省份低于全国水平，最低的是江苏省（3.5%）。

2013 年我国卫生总费用占 GDP 比重为 5.39%，高于全国水平的有 17 个省份，分别是北京、上海、海南、山西、吉林、黑龙江、安徽、重庆、四川、广西、贵州、云南、陕西、甘肃、青海、宁夏、新疆，最高的是甘肃省（8.27%）。有 13 个省份在全国水平之下，最低的是江苏省（3.74%）。

综上，2011—2013 年，有 13 个省份的卫生总费用占 GDP 比重三年都在全国水平之上，分别是北京、海南、黑龙江、安徽、四川、广西、贵州、云南、陕西、甘肃、青海、宁夏、新疆。值得注意的是，经济落后的甘肃省连续三年成为该指标比重最高的省份，而经济发达的江苏省连续三年成为比重最低的省份。

以 2011 年各省份卫生总费用占 GDP 的比重大小为序（按从小到大顺序）排列，见图 3-10，2012 年绝大多数省份曲线大致在 2011 年曲线之上，2013 年绝大多数省份曲线又大致在 2012 年曲线之上，表明 2011—2013 年期间，绝大部分省份的卫生总费用占 GDP 的比重逐年上升。占比上升趋势明显的省份是青海、河北、宁夏、上海、吉林等，占比下降趋势明显的省份是海南、贵州、云南等。

2. 政府卫生支出占卫生总费用比重状况

2011 年我国政府卫生支出占卫生总费用的比重为 30.7%，在全国水平之上的有 18 个省份，分别是河北、海南、山西、安徽、江西、河南、湖南、内蒙

单位：%

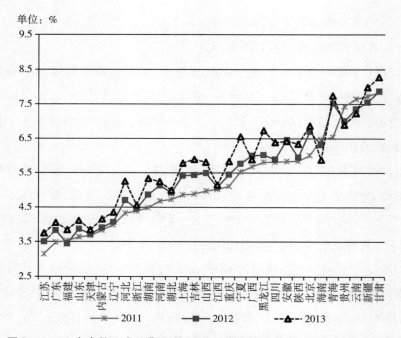

图 3-10　30 个省份卫生总费用占 GDP 比重变化趋势图（2011—2013 年）

资料来源：国家卫生和计划生育委员会：《2013—2015 中国卫生与计划生育统计年鉴》，中国协和医科大学出版社 2013—2015 年版（3 个年度的整理）。

古、重庆、四川、广西、贵州、云南、陕西、甘肃、青海、宁夏、新疆，最高的是贵州省（48.6%）。有 11 个省份在全国水平之下，其中最低的是浙江省（23.1%）。

2012 年我国政府卫生支出占卫生总费用的比重为 30.0%，在全国水平之上的有 17 个省份，分别是海南、山西、安徽、江西、河南、湖南、内蒙古、重庆、四川、广西、贵州、云南、陕西、甘肃、青海、宁夏、新疆，最高的是贵州省（50.5%）。有 13 个省份在全国水平之下，其中最低的是上海市（21.3%）。

2013 年我国政府卫生支出占卫生总费用的比重为 30.1%，在全国水平之上的有 16 个省份，分别是福建、海南、山西、安徽、江西、河南、内蒙古、重庆、四川、广西、贵州、云南、甘肃、青海、宁夏、新疆，其中最高的是贵州省（50.3%）。有 13 个省份的政府卫生支出占卫生总费用的比重在全国水平之下，其中最低的是上海市（20.1%）。

综上,2011—2013 年,有 16 个省份的比重每年都在全国水平之上,分别是海南、山西、安徽、江西、河南、湖南、内蒙古、重庆、四川、广西、贵州、云南、甘肃、青海、宁夏、新疆,其中贵州连续三年成为比重最高的省份。另外,上海连续两年成为比重最低的省份。

以 2011 年各省份政府卫生支出占卫生总费用的比重大小为序(按从小到大顺序)排列,见图 3-11,2012 年绝大多数省份曲线大致在 2011 年曲线之下,2013 年绝大多数省份曲线又大致在 2012 年曲线之下,表明 2011—2013 年,绝大部分省份的政府卫生支出占卫生总费用的比重有所下降。

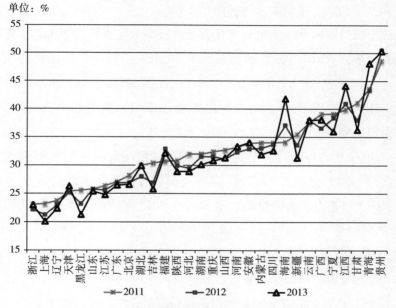

图 3-11　30 个省份政府卫生支出占卫生总费用
比重变化趋势图(2011—2013 年)

资料来源:国家卫生和计划生育委员会:《2013—2015 中国卫生与计划生育统计年鉴》,中国协和医科大学出版社 2013—2015 年版(3 个年度的整理)。

3. 社会卫生支出占卫生总费用比重状况

2011 年我国社会卫生支出占卫生总费用比重为 34.6%,在全国水平之上的有 11 个省份,分别是北京、天津、辽宁、上海、江苏、浙江、福建、山东、广东、海南、新疆。其中,最高的地区是上海市(56%)。有 19 个省份在全国水平之下,其中,最低的是贵州(22.7%)。

2012年我国社会卫生支出占卫生总费用比重为35.7%,在全国水平之上的有10个省份,分别是北京、天津、辽宁、上海、江苏、浙江、福建、山东、广东、新疆。其中,最高的地区是上海市(59.2%)。有20个省份在全国水平之下,其中,最低的是贵州省(20.4%)。

2013年我国社会卫生支出占卫生总费用比重为36%,在全国水平之上的有11个省份,分别是北京、天津、辽宁、上海、江苏、浙江、福建、山东、广东、新疆、黑龙江。其中,最高的地区是上海市(59.3%)。有19个省份在全国水平之下,其中,最低的是贵州省(22.6%)。

综上,2011—2013年绝大部分省份的社会卫生支出占卫生总费用比重呈上升趋势,与全国趋势发展相似。有10个省份连续三年比重均在全国水平之上,分别是北京、天津、辽宁、上海、江苏、浙江、福建、山东、广东、新疆。其中,上海连续三年成为全国比重最高的省份,贵州连续三年成为全国比重最低的省份。

以2011年各省份社会卫生支出占卫生总费用的比重大小为序(按从小到大顺序)排列,见图3-12,2012年绝大多数省份曲线大致在2011年曲线之上,2013年绝大多数省份曲线又大致在2012年曲线之上。表明2011—2013年,绝大部分省份的社会卫生支出占卫生总费用比重有所上升。值得注意的是,作为例外,海南省下降幅度相当大。由2011年的39.7%下降至2013年的32.4%,下降了7.3个百分点。

4. 个人卫生支出占卫生总费用比重状况

2011年我国个人卫生支出占卫生总费用比重为34.8%。低于全国水平的省份有14个,分别是北京、上海、江苏、福建、广东、海南、江西、四川、广西、贵州、云南、甘肃、青海、新疆。其中最低的是上海市(20.8%)。有16个省份高于全国水平,其中最高的是吉林(44.6%)。

2012年我国个人卫生支出占卫生总费用比重为34.3%。低于全国水平的省份有14个,分别是北京、上海、江苏、浙江、福建、广东、海南、江西、四川、广西、贵州、云南、青海、新疆。其中最低的是上海市(19.5%)。有16个

单位：%

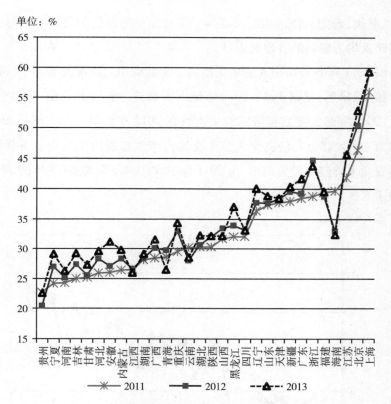

**图 3-12　30 个省份社会卫生支出占卫生总费用
比重变化趋势（2011—2013 年）**

资料来源：国家卫生和计划生育委员会：《2013—2015 中国卫生与计划生育统计年鉴》，中国协和医
科大学出版社 2013—2015 年版（3 个年度的整理）。

省份高于全国水平，其中最高的是吉林（45.7%）。与 2011 年相比，该比重
下降的省份有 18 个，上升的有 11 个，持平 1 个。

　　2013 年我国个人卫生支出占卫生总费用比重为 33.9%。低于全国水
平的省份有 13 个，分别是北京、上海、江苏、浙江、福建、广东、海南、江西、广
西、贵州、云南、青海、新疆。其中最低的是上海（20.6%）。有 17 个省份高
于全国水平，其中最高的是吉林（45%）。与 2012 年相比，该比重下降的省
份有 16 个，上升的有 14 个。

　　综上，2011—2013 年有 12 个省份的个人卫生支出占卫生总费用的比
重三年均在全国水平之下，分别是北京、上海、江苏、福建、广东、海南、江西、

广西、贵州、云南、青海、新疆。连续三年比重均为最低的省份是上海,连续三年比重均为最高的省份是吉林。

以 2011 年各省份个人卫生支出占卫生总费用的比重大小为序(按从小到大顺序)排列,见图 3-13,2012 年绝大多数省份曲线大致在 2011 年曲线之下,2013 年绝大多数省份曲线又大致在 2012 年曲线之下。可见 2011—2013 年,绝大部分省份的个人卫生支出占卫生总费用比重均呈下降趋势。其中安徽下降趋势最为突出,由 2011 年的 40.1%下降至 2013 年的 34.8%,下降了 5.3 个百分点。

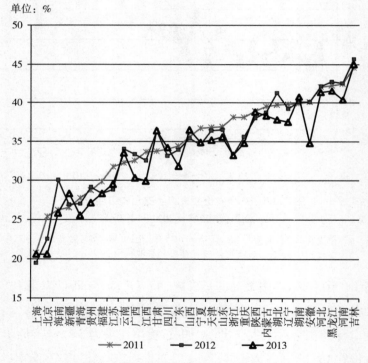

图 3-13 30 个省份个人卫生支出占卫生总费用
比重变化趋势图(2011—2013 年)

资料来源:国家卫生和计划生育委员会:《2013—2015 中国卫生与计划生育统计年鉴》,中国协和医科大学出版社 2013—2015 年版(3 个年度的整理)。

5.其他相关情况

(1)个人卫生支出占卫生总费用比重低于(等于)30%的省份,见表

3-15。

表 3-15　个人卫生支出占卫生总费用比重低于(等于)30％的省份

年　份	省　份
2011	北京、上海、福建、海南、贵州、青海、新疆(共7个)
2012	北京、上海、江苏、福建、海南、贵州、青海、新疆(共8个)
2013	北京、上海、江苏、福建、海南、江西、贵州、青海、新疆(共9个)

资料来源:国家卫生和计划生育委员会:《2013—2015中国卫生与计划生育统计年鉴》,中国协和医科大学出版社2013—2015年版(3个年度的整理)。

(2)我国政府2009—2014年对新型农村合作医疗制度(New Rural Cooperation Medical System,以下简称新农合)与城镇居民基本医疗保险财政补贴标准,见表3-16。

表 3-16　　我国政府卫生补助标准(2009—2014年)①

年　份	新农合与城镇居民基本医疗保险财政补贴标准(元/人)	个人经费承担标准(元/人)	基本公共卫生服务经费标准(元/人)
2009	80	20	15
2010	120	30	15
2011	200	50	25
2012	240	60	25
2013	280	70	30
2014	320	90	35

(3)2000年以后我国经济区域划分②,见表3-17。

① 文学国、房志武:《中国医药卫生体制改革报告(2014—2015)》,社会科学文献出版社2014年版,第34页。

② 1997年新设立的重庆直辖市划入西部地区,2000年将广西和内蒙古划入西部地区。

表 3-17　全国按经济状况划分的区域①

经济区域	所属省（市、区）
东部地区	北京、天津、河北、辽宁、上海、江苏、浙江、福建、山东、广东、海南（共 11 个）
中部地区	山西、吉林、黑龙江、安徽、江西、河南、湖北、湖南（共 8 个）
西部地区	内蒙古、重庆、广西、四川、贵州、云南、西藏、陕西、甘肃、青海、宁夏、新疆（共 12 个）

（二）省际卫生筹资主体费用分担公平性分析

卫生筹资结构影响卫生筹资公平性，涉及谁筹资的问题，即卫生费用分担的安排。国内卫生费用的分担主体是政府、社会和个人，三者之间的关系是此消彼长，某一主体卫生费用分担占卫生费用的比值下降就会引起另一个卫生筹资主体费用的占比上升。卫生费用分担的公平性主要体现在个人卫生支出占比关系上。个人卫生支出是风险分担最差或者不具有风险分担功能的筹资方式。居民患病尤其是大病时，会给居民造成经济负担甚至因病致贫。因此，着重围绕个人卫生支出指标展开分析。

1.绝对公平。省际卫生筹资主体费用分担绝对公平主要是指，2013 年与 2011 年相比，个人卫生支出占卫生总费用比重下降的省份数量不断增加，个人卫生支出占卫生总费用比重低于 30% 的省份的个数逐年增加。2011—2013 年，绝大部分省份的个人卫生支出占卫生总费用比重均呈逐年下降趋势。该比重下降的省份由 2012 年的 18 个，增至 2013 年的 20 个，增加了 2 个。2011—2013 年个人卫生支出占卫生总费用比重低于 30% 的省份的个数逐年增加，由 2011 年的 7 个增至 2012 年的 8 个，再增至 2013 年的 9 个。说明 2013 年与 2011 年相比，各省份卫生筹资公平性得到了改善。

2. 相对公平。省际卫生筹资主体费用分担相对公平主要是指，在同一时间段，省际个人卫生支出占卫生总费用比重的差距缩小，公平性有所改

① 刘波：《中国新型农村合作医疗公平性与效率性研究——以辽宁为例》，中国社会科学出版社 2011 年版，第 61 页。

善。我们可以通过分析相关指标的地理分布来判断其均衡性。2011—2013 年有 12 个省份的个人卫生支出占卫生总费用的比重三年均在全国水平之下,分布情况为:东部 6 个,占 50%;中部 1 个,占 8.3%;西部 5 个,占 41.7%。连续三年比重均为最低的省份是上海,分布在东部。连续三年比重均为最高的省份是吉林,分布在中部。2011—2013 年个人卫生支出占卫生总费用比重低于(等于)30% 的省份地理分布情况为:2011 年有 7 个省份,其中东部 4 个,占 57%;西部 3 个,占 43%。2012 年有 8 个省份,其中东部 5 个,占 62.5%;西部 3 个,占 37.5%。2013 年有 9 个省份,其中东部 5 个,占 55.6%;中部 1 个,占 11.1%;西部 3 个,占 33.3%。分布状况表明,东部偏多,西部比较多,中部过少。这一状况与社会经济发展水平有较大的出入。中部省份经济比西部省份强,但是各项指标普遍不如西部。东部省份经济发达,卫生指标适当高些是正常的。但是以上指标,从全国来看,明显偏高了。省份卫生筹资方面出现了"两头热烘烘,中间冷冻冻"的现象(东部、西部好,中部差)。如果省际个人卫生支出占卫生总费用比重方面的差距很小,那么其地理分布也会相对平衡。但是以上指标出现了较大的不均衡性。由此可见,省份之间的相对公平方面有较大的不足。

3. 原因分析。省际卫生筹资状况的影响因素主要有:(1)省份间经济实力相差悬殊。东部地区经济较发达,中部次之,西部相对落后,这种经济水平的不平衡分布状况,也影响了卫生筹资方面的公平性。据国家统计局资料,2013 年上海市 GDP 为 21602.12 亿元,宁夏为 2565 亿元。[①] 上海是宁夏的 8.42 倍。经济落后的省份即使卫生总费用占 GDP 的比重很大,但是卫生总费用的绝对数,仍然远远低于那些经济发达地区该比值较小的省份。不能仅据此判断其卫生投入优于后者。我国大量存在经济落后省份卫生总费用占 GDP 的比重大于经济发达地区的现象。比如,2013 年宁夏的卫生总费用占 GDP 比重为 6.55%,卫生总费用仅有 168.06 亿元。而上海同年,该比重仅为 5.78%,但其卫生总费用为 1248.68 亿元,是宁夏的 7.43

---

① 参见《2014 年中国区域经济统计年鉴》,中国统计出版社 2015 年版。

倍。有研究指出,"各地区人均卫生费用与其经济发展水平明显呈正相关,但卫生总费用相对于地区生产总值比重与经济发展水平呈负相关。"[1]

(2)居民收入差距较大。据国家统计局公布的居民收入的基尼系数,2008年为0.491,2009年为0.490,2010年为0.481,2011年为0.477,2012年为0.474,2013年为0.473,2014年为0.469。[2] 基尼系数为1,表示居民之间的收入分配绝对不平均;基尼系数为0,表示居民之间的收入分配绝对平均。国际上,一般认为0.4为"警戒线",基尼系数在0.4以上表示收入差距较大,0.6以上表示收入差距悬殊。目前我国的居民收入基尼系数在0.4和0.6之间,收入差距较大。收入上的不平等,必然会导致卫生投入方面的差异。

(3)中央财政转移支付对中部的支持力度不够。中央财政转移支付为促进省份间卫生公平性创造了条件,但是效果要看实际执行情况。中央以往在对地方进行卫生财政转移支付时,比较重视西部。对西部支出的资金较多,表现为西部省份政府卫生支出占比普遍较高。而中部获得的资金较少,加之经济水平上与东部又有较大的差距,从而导致了中部不如西部,更比不上东部现象的出现。

(4)社会卫生支出稳步发展。据2013年第五次全国卫生服务调查的数据显示,我国基本医疗保险的参保率已经达到95.1%。[3] 我国基本医疗保障的水平也不断提高。表3-16显示,我国政府对新农合与城镇居民基本医疗保险财政补贴标准,由2011年的200元/人,提升至2013年的280元/人,增长了40%。新农合与城镇居民基本医疗保险个人经费承担标准,由2011年的50元/人,提升至2013年的70元/人,增长了40%。同时,财政补贴标准为个人经费承担标准的4倍的比值连续三年没有改变。这对于

① 万泉、翟铁民、张毓辉等:《我国地区级卫生总费用比较分析》,《中国卫生经济》2013年第1期。

② 《2015年中国基尼系数为0.462创12年来最低》,2016年2月20日,见 http://www.ce.cn/xwzx/gnsz/gdxw/201601/19/t20160119_8372526.shtml。

③ 《2013第五次国家卫生服务调查分析报告》,中国协和医科大学出版社2015年版,第20—22页。

减少居民的直接现金支付起到了十分重要的作用。然而基本医疗保险补助标准绝对数虽逐年上升,但由于物价上涨,居民得到的实惠也被抵消了一部分。

（5）地理环境的差异。我国是一个拥有960万平方公里国土面积的大国。幅员辽阔,自然地理差异很大。有些地区缺乏某些资源,影响当地居民健康,进而影响当地对健康的投入。比如碘缺乏病,以前命名为地方性甲状腺肿和地方性克汀病。碘缺乏病主要病因是由于环境缺碘,人体摄取碘不足所致。青海历史上是全国碘缺乏病流行较为严重的省份之一,全省43个县（区）均为环境缺碘地区,580万居民均受到不同程度的碘缺乏危害①。此病自然会导致青海在预防与治疗碘缺乏病方面的卫生支出增大。

三、我国城乡人均卫生费用状况与公平性分析

（一）城乡人均卫生费用状况

我国城乡历年人均卫生费用变化情况见表3-18。

表 3-18　城乡人均卫生费用变化情况（1997—2014 年）

年　份	人均卫生费用（元）					
	城　市	农　村	合　计	城乡比值	城市人均卫生费用增长率（%）	农村人均卫生费用增长率（%）
1997	537.8	177.9	258.6	3.02	—	—
1998	625.9	194.6	294.9	3.22	16.38	9.39
1999	702.0	203.2	321.8	3.45	12.16	4.42
2000	813.7	214.7	361.9	3.79	15.91	5.66
2001	841.2	244.8	393.8	3.44	3.38	14.02
2002	987.1	259.3	450.7	3.81	17.34	5.92
2003	1108.9	274.7	509.5	4.04	12.34	5.94

---

① 《持续消除碘缺乏危害——青海在行动》,2016 年 8 月 6 日,见 http://www.qhwjw. gov.cn/zwgk/xxgkml/zcfgxc/2016/05/30/1464600933646.html。

年　份	人均卫生费用(元)			城乡比值	城市人均卫生费用增长率(%)	农村人均卫生费用增长率(%)
	城　市	农　村	合　计			
2004	1261.9	301.6	583.9	4.18	13.80	9.79
2005	1126.4	315.8	662.3	3.57	0.00	4.71
2006	1248.3	361.9	748.8	3.45	−1.08	14.60
2007	1516.3	358.1	876.0	4.23	21.47	−1.05
2008	1861.8	455.2	1094.5	4.09	22.79	27.12
2009	2176.6	562.0	1314.3	3.87	16.91	23.46
2010	2315.5	666.3	1490.1	3.48	6.38	18.56
2011	2697.5	879.4	1807.0	3.07	16.50	31.98
2012	2999.3	1064.8	2076.7	2.82	11.19	21.08
2013	3234.1	1274.4	2327.4	2.54	7.83	19.68

资料来源:国家卫生和计划生育委员会:《2015 中国卫生与计划生育统计年鉴》,中国协和医科大学
　　　　出版社 2015 年版,第 91 页。
注:本表系核算数,2014 年为初步测算数;按当年价计算;2001 年起卫生总费用不含高等医学教育
经费,2006 年起包括城乡医疗救助经费。

　　表 3-18 显示,1997 年城市人均卫生费用是农村的 3.02 倍,2013 年是农村的 2.54 倍。经过 17 年的努力,缩小了 0.48 倍的差距,目前城市人均卫生费用仍然比农村多 1.54 倍。

　　如图 3-14 所示,1997—2013 年,城乡人均卫生费用比值变化趋势为:2007 年前升降反复,之后明显下降。2006—2013 年 8 年期间,城乡人均卫生费用比值变化总体趋势为明显下降。在经历了 2007 年历史最高点(4.23)之后,一直明显下降,直至 2013 年的历史最低点(2.54)。2009 年新医改之后,维持了城乡比值明显下降的态势。

　　1998 年城市人均卫生费用的增长率为 16.38%,农村为 9.39%,增长率明显超过农村,是农村的 1.74 倍。2013 年城市人均卫生费用的增长率为 7.83%,农村为 19.68%,增长率明显不及农村,农村是城市的 2.51 倍。

　　如图 3-15 所示,1997—2013 年,城乡人均卫生费用增长率变化趋势

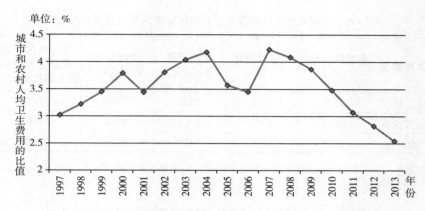

图 3-14 国内城乡人均卫生费用比值变化趋势（1997—2013 年）

资料来源：国家卫生和计划生育委员会：《2015 中国卫生与计划生育统计年鉴》，中国协和医科大学出版社 2015 年版，第 91 页。

为：2008 年前升降交错，之后农村明显高于城市并趋于稳定。2006—2013 年 8 年期间，城乡人均卫生费用增长率变化总体趋势为：前三年巨幅震荡，后五年农村明显高于城市并趋于稳定。城市人均卫生费用增长率在经历了 2006 年历史最低点（-1.08%）之后，于 2008 年达到历史最高点（22.79%）。农村人均卫生费用增长率在经历了 2007 年历史最低点（-1.05%）之后，于 2008 年达到历史最高点（27.12%）。2009 年新医改之后，农村人均卫生费用增长率明显高于城市并趋于稳定。

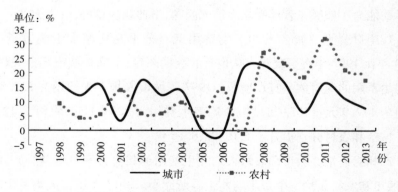

图 3-15 城乡人均卫生费用增长率变化趋势（1997—2013 年）

资料来源：国家卫生和计划生育委员会：《2015 中国卫生与计划生育统计年鉴》，中国协和医科大学出版社 2015 年版，第 91 页。

表 3-19　三种医疗保险制度覆盖人口住院费用及报销情况的比较

医保类型	获报销病人比（%）	报销费用比（%）	次均报销费用（元）	次均自付费用（元）	次均自付费用占家庭人均年收入的比例（%）
职工医保	95.3	68.8	8579	3888	16.7
居民医保	88.7	53.6	5369	4644	30.0
新农合	91.1	50.1	3329	3309	33.0

资料来源:《2013 第五次国家卫生服务调查分析报告》,中国协和医科大学出版社 2015 年版,第205 页。

（二）城乡间人均卫生费用公平性分析

人均卫生费用的差距能大体反映城市和农村的筹资差别。人均卫生费用可以反映个人获得卫生服务的水平,城乡人均卫生费用的不同必然会导致卫生服务水平的差异。虽然城市和农村的消费水平和物价水平有差异,但是人均卫生费用指标仍然能大致体现城乡卫生费用筹资水平。

目前,我国城乡人均卫生费用还比较低,难以满足居民卫生需求。因此,本书偏向于认为,人均卫生费用应适当提高。人均卫生费用只有达到一定数量,才能保证居民享受相应的卫生服务。为了能满足居民不断增长的卫生需求,卫生费用也应该不断增长。因此,卫生费用理应维持一定的增长速度。但是增长速度不是越快越好,要看政府、社会与个人的承受能力,尤其是个人的承受能力。如果三者承受能力均无问题,增速越快越好,反之亦然。

1. 绝对公平。城乡人均卫生费用绝对公平是指城乡卫生筹资状况2013 年比 1997 年有所改善。从现有的数据来看,不管是城市还是农村,人均卫生费用的绝对数一直在增长。1997 年城市人均卫生费用为 537.8 元,农村为 177.9 元。2013 年城市人均卫生费用为 3234.1 元,农村为 1274.4元。城市和农村分别提升了 5.01 倍、6.16 倍。

2. 相对公平。城市和农村人均卫生费用的相对公平是指,在同一时间点,城市和农村人均卫生费用的差距有所缩小。2013 年城市人均卫生费用是农村的 2.54 倍。1997 年城市人均卫生费用是农村的 3.02 倍,经过 17 年的努力,仅缩小了 0.48 倍的差距。但可喜的是,自 2008 年以后,城乡人均卫生费用差距步入稳步缩小的发展轨道。然而,目前城市人均卫生费用仍然比农村多 1.54 倍,说明农村居民获得的卫生资源仍然远不如城市居民。加之,城乡医疗保险报销的差异,使得这种不公平性更加严重。据调查,职工医保居民住院次均报销费用为 8579 元,次均自付费用为 3888 元,次均自付费用占家庭人均年收入的比重为 16.7%;而新农合居民的情况则是:3329 元、3309 元、33%。可见,新农合报销比例低,占家庭人均年收入的比例高。①

3. 原因分析。造成我国城市和农村人均卫生费用公平性状况的原因,主要有:(1)国家财政对新农合的投入稳步增长。我国政府对新农合财政补贴标准逐年提高,并且基本保证按人头标准发放到位。同时,通过带动农民按人头标准对应保费的投入,两项资金相加,同时发挥作用,客观上促进了城乡差距的缩小。(2)城乡二元化管理模式的影响。由于历史原因,我国目前仍然采用城乡二元化的管理制度,这种制度使得城市对卫生资源的分配拥有优先权,即在卫生筹资方面拥有优势。有学者认为,在这种制度安排下,城市与农村的身份是有差距的;这一差距使得为农村人口提供卫生服务的责任,几乎从中央,省级政府下放到县、乡政府,把占人口大多数的农村居民排除在卫生资源丰富的城镇之外。② (3)农村医疗卫生服务利用的可及性存在不足。根据 2013 年第五次全国卫生服务调查的数据显示,农村居民离最近医疗点在 1 公里以内的比例为 56.7%,而城市的比例为 71%。③ 显然,在卫生服务利用的可及性上,农村远远比不上城市,从而影响了服务利用与卫生费用支出,导致了卫生筹资公平性的差异。

综上所述,可作如下结论:

1. 中国 2012 年卫生总费用占 GDP 比重为 5.4%,远低于全球平均水

---

① 《2013 第五次国家卫生服务调查分析报告》,中国协和医科大学出版社 2015 年版,第 205 页。

② 于永红、刘英伟、李斌:《卫生筹资不公平性探究》,《中国卫生经济》2005 年第 6 期。

③ 《2013 第五次国家卫生服务调查分析报告》,中国协和医科大学出版社 2015 年版,第 23—25 页。

平,在七个比较国家中排名第六位。但是与1997年相比,比重提高了1倍,排名进步了一位。

2. 中国2012年私人卫生支出占卫生总费用比重为44.0%,略高于全球平均水平。按个人卫生支出轻松程度排序(即按比重数值从小至大排名),中国排名第三位,胜于美国、巴西、俄罗斯、印度。与1997年相比,比重降低了31.1个百分点,排名进步了三位。

3. 按国际统计口径,2009年政府总体卫生支出曲线与私人卫生支出曲线相交,表明自此政府动员社会资金的能力(包括政府预算与社会保险)开始胜于私人筹资能力。按国内统计口径,2011年个人卫生支出占卫生总费用比重曲线与社会卫生支出占卫生总费用比重曲线相交。按此趋势,它亦将于近年与政府总体卫生支出占卫生总费用的比重曲线相交。表明三类主体卫生筹资责任基本相当,结束了个人比重过高的历史局面。

4. 我国个人卫生支出占卫生总费用百分比低于30%的省份逐年增加,由2011年的7个增至2012年的8个,再增至2013年的9个。说明省际卫生筹资公平性得到了改善。

5. 1997—2013年,我国不管是城市还是农村,人均卫生费用的绝对数一直在增长。但是城市人均卫生费用比农村多1.54倍,农村居民获得的卫生资源仍然远不如城市居民,并且17年以来,城乡间差距缩小的幅度不大。

总之,卫生筹资公平性主要体现在私人卫生支出占卫生总费用比重方面。中国在1997—2014年间,私人卫生支出占卫生总费用比重明显下降。说明我国个人负担大幅度减轻,卫生筹资公平性明显增强,并且扭转了1997年的严重不公平局面。按国内统计口径,个人卫生支出已接近30%的目标。但是,按国际口径,离此目标尚有较大差距。各省份卫生筹资公平性得到了改善,然而农村居民获得的卫生资源仍然远不如城市居民。中国卫生总投入不足,无论是过去还是现在都落后于全球平均水平。影响中国卫生筹资公平性的主要因素有:(1)社会保障资金筹资能力提高。(2)政府预算增加。(3)经济实力增强。(4)居民收入差距。(5)中央财政转移支付对中部的支持力度不够。

第四章 卫生服务可及性的公平性

卫生服务可及性的公平性（Equity in Health Service Accessibility）是指每个居民都拥有获得卫生系统提供服务的机会，并且只要他（她）愿意，就随时可以实实在在地利用这种服务。可及性强调机会与权利，即某人有权利这么做，而不是是否已经实实在在享用了。

对可及性的探讨涉及居民寻求且能实际获得服务的难易程度，是否确实能方便、及时和实际地获得负担得起的服务等方面。因此，本章选取了对应性的指标：医疗服务需求和利用、卫生人力资源与卫生设施、免疫接种覆盖率、生殖健康服务覆盖率。另外，介绍了卫生系统反应性指标等。其中，1岁内儿童麻疹免疫接种率、由专业卫生人员接生率、避孕措施普及率、产前检查覆盖率（至少接受 1 次和 4 次）是联合国千年发展目标（MDG，Millennium Development Goals）。本章从国际、国内省际、城乡三个层面，分析中国卫生系统卫生服务可及性的公平性。

第一节　卫生服务可及性的国际公平性

一、国际反应性水平与分布

（一）反应性的测定

世界卫生组织在《2000 年世界卫生组织报告》中，首次提出了用反应性指标来衡量卫生服务提供的公平性，极大地丰富了公平性的内涵。卫生系统的反应性是卫生系统能力的重要反应,能够反映卫生系统在满足人们基本医疗需求的同时,可以让医疗保健相关的服务符合人们的期望。[①] 世界卫生组织指出,可以从尊重人权(主观感受)和患者导向(客观行为)两方面对反应性进行测度,这两方面又可以细分为 7 个性质不同的部分。具体构成见表 4-1。

表 4-1　2000 年世界卫生组织对反应性指标所赋予的权重

反应性的分类		权数(%)	
尊重人权	尊重尊严	16.70%	50%
	保密性	16.70%	
	自主权	16.70%	
患者导向	从速办理	20%	50%
	优质服务	15%	
	使用社会支持网络	10%	
	选择服务对象	5%	

资料来源:World Health Organization,World Health Report 2000,Health systems: improving performance, Printed in France,2000,p.30.

(二)反应性水平与分布状况

世界卫生组织提出反应性的概念后,又将反应性分为水平和分布两个部分。反应性的水平主要是考察反应性的"质量",反应性的分布主要考察卫生系统对人群的反应性质量好坏是否一致。《2000 年世界卫生组织报告》对 191 名成员 1999 年的反应性水平和分布进行了排名。现摘录入表4-2。根据表 4-2,整理得出七个比较国家的内部排名,见表 4-3。

表 4-2　七个比较国家卫生系统反应性世界排名(1999 年)

国家	美国	英国	日本	中国	巴西	俄罗斯	印度
水平指数	8.10	6.51	7.00	5.20	4.81	5.37	5.02
国际排名	1	26—27	6	88—89	130—131	69—72	108—110

① 彭现美:《健康投资绩效研究》,合肥工业大学出版社 2006 年版,第 112—116 页。

续表

国家	美国	英国	日本	中国	巴西	俄罗斯	印度
分布指数	0.995	0.995	0.995	0.911	0.994	0.943	0.876
国际排名	3—38	3—38	3—38	105—106	84—85	86—87	127

表4-3 七个比较国家卫生系统反应性内部排名（1999年）

国家	美国	英国	日本	中国	巴西	俄罗斯	印度
反应性水平内部排名	1	3	2	5	7	4	6
反应性分布内部排名	1	1	1	6	4	5	7

资料来源：World Health Organization.［2016-07-08］，World Health Statistic2000［Z/OL］，http://www.who.int/gho/publications/worldhealth_statistics/en/.

可见，1999年中国卫生系统反应性的水平和分布在世界排名分别为88—89、105—106，属中等水平。在七个比较国家中分别排名第五、第六。之后，未发现类似排名。故本书不再进行纵向比较。

二、卫生人力资源与卫生设施的状况及公平性分析

卫生资源是开展卫生服务的基础，卫生人力资源（Health Workforce）与卫生设施（Health Infrastructure）是卫生资源的重要组成部分。卫生人力资源是指在一定时间内存在于卫生行业内部的具有一定专业技能的各种卫生工作者数量和质量的总和。卫生人力资源包括医生（Physicians）、助产护士（Nursing and midwifery personnel）、药剂师（Pharmacists）。此处的卫生设施主要是指医院床位（Hospital beds）数量。

（一）卫生人力资源与卫生设施的状况

1. 卫生人力资源状况

（1）医生状况

七个比较国家历年的医生数量状况，见表4-4。

2000—2006年时间段（以下省略时间段，直接称2000—2006年，其余

类同),中国医生数量为 14 人/万人,在七个比较国家中排名第五。美国、英国、日本、巴西、俄罗斯、印度等国平均每万人医生数量分别是中国的 1.86 倍、1.64 倍、1.5 倍、0.86 倍、3.07 倍、0.43 倍。2000—2006 年全球每万人医生数量为 13 个[①],中国是其 1.08 倍。

2007—2013 年,中国的医生数量为 14.9 人/万人,在七个比较国家中排名第六。美国、英国、日本、巴西、俄罗斯、印度等国平均每万人医生数量分别是中国的 1.64 倍、1.89 倍、1.54 倍、1.27 倍、2.89 倍、0.47 倍。2007—2013 年全球每万人医生数量为 13.9 个[②],中国是其 1.07 倍。可见,2007—2013 年中国的卫生人力资源水平与美国、英国、日本、俄罗斯、巴西等国还存在一定的差距。

表 4-4　七个比较国家医生数量(每万人)

国　　家	2000—2006 年	2000—2007 年	2000—2009 年	2000—2010 年	2005—2012 年	2006—2013 年	2007—2013 年
美　国	26	26	27	26.7	24.2	24.5	24.5
英　国	23	23	21	27.4	27.4	27.9	28.1
日　本	21	21	21	21.6	21.4	23	23
中　国	14	14	14	14.2	14.2	14.6	14.9
巴　西	12	12	17	17.2	17.6	18.9	18.9
俄罗斯	43	43	43	43.1	43.1	43.1	43.1
印　度	6	6	6	6	6.5	7	7

资料来源:World Health Organization.[2016-07-08],World Health Statistic 2000-2016[Z/OL],http://www.who.int/gho/publications/worldhealth_statistics/en/.

注:2000—2006 年为时间段,其他类同。

(2)助产护士状况

七个比较国家历年的助产护士数量状况,见表 4-5。

---

① World Health Organization.[2016-07-08],World Health Statistic2008[Z/OL]:82,http://www.who.int/gho/publications/worldhealth_statistics/en/.

② World Health Organization.[2016-07-08],World Health Statistic2015[Z/OL]:122,http://www.who.int/gho/publications/worldhealth_statistics/en/.

2000—2006 年,中国助产护士数量为 10 人/万人,在七个比较国家中排名第七。美国、英国、日本、巴西、俄罗斯、印度等国平均每万人助产护士数量分别是中国的 9.4 倍、12.8 倍、9.5 倍、3.8 倍、8.5 倍、1.3 倍。2000—2006 年全球的每万人助产护士数量为 28 个①,全球是中国的 2.8 倍。

2007—2013 年,中国助产护士数量为 16.6 人/万人,在六个比较国家中排名第六(美国没有数据),英国、日本、巴西、俄罗斯、印度等国平均每万人助产护士数量分别是中国的 5.3 倍、6.92 倍、4.58 倍、5.13 倍、1.03 倍(美国无数据)。2007—2013 年全球的每万人助产护士数量为 29 个②,全球是中国的 1.75 倍。

表 4-5　七个比较国家助产护士数量(每万人)

国　　家	2000—2006 年	2000—2007 年	2000—2009 年	2000—2010 年	2005—2012 年	2006—2013 年	2007—2013 年
美　国	94.0	94.0	98.0	98.2	98.2	—	—
英　国	128.0	128.0	6.0	103.0	101.3	88.3	88.0
日　本	95.0	95.0	95.0	41.1	41.1	114.9	114.9
中　国	10.0	10.0	10.0	13.8	13.8	15.1	16.6
巴　西	38.0	38.0	29.0	65.0	64.2	76.0	76.0
俄罗斯	85.0	85.0	85.0	85.2	85.2	85.2	85.2
印　度	13.0	13.0	13.0	13.0	10.0	17.1	17.1

资料来源:World Health Organization.[2016-07-08],World Health Statistic2000-2016[Z/OL],http://www.who.int/gho/publications/worldhealth_statistics/en/.

注:2000—2006 年为时间段,其他类同。

(3)药剂师状况

七个比较国家历年的药剂师数量状况,见表 4-6。

———————

①　World Health Organization.[2016-07-08],World Health Statistic2008[Z/OL]:82,http://www.who.int/gho/publications/worldhealth_statistics/en/.

②　World Health Organization.[2016-07-08],World Health Statistic2015[Z/OL]:122,http://www.who.int/gho/publications/worldhealth_statistics/en/.

2000—2006 年,中国人力资源药剂师数量为 3 人/万人,在七个比较国家中排名第六。美国、英国、日本、巴西、俄罗斯、印度等国平均每万人药剂师数量分别是中国的 3 倍、1.67 倍、6.33 倍、1 倍、0.3 倍、1.66 倍。2000—2006 年全球的每万人药剂师数量为 4 个①,全球是中国的 1.33 倍。

2007—2013 年,中国的卫生人力资源药剂师数量为 2.7 人/万人,在七个比较国家中排名第六,美国、英国、日本、巴西、俄罗斯、印度等国平均每万人药剂师数量分别是中国的 3.26 倍、3 倍、7.96 倍、2.67 倍、0.3 倍、1.85 倍。2007—2013 年全球的每万人药剂师数量为 4.4 个②,全球是中国的 1.63 倍。

表 4-6 七个比较国家药剂师数量(每万人)

国 家	2000—2006 年	2000—2009 年	2005—2012 年	2006—2013 年	2007—2013 年
美 国	9.0	8.8	—	8.8	8.8
英 国	5.0	6.6	6.6	6.7	8.1
日 本	19.0	13.6	13.6	21.5	21.5
中 国	3.0	2.5	2.5	2.6	2.7
巴 西	3.0	5.4	5.4	5.4	7.2
俄罗斯	<1	0.8	0.8	0.8	0.8
印 度	5.0	5.2	5.2	5.0	5.0

资料来源:World Health Organization.[2016-07-08],World Health Statistic2000-2016[Z/OL],http://www.who.int/gho/publications/worldhealth_statistics/en/.
注:2000—2006 年为时间段,其他类同。

2. 医院床位分布状况

七个比较国家历年的医院床位分布状况,见表 4-7。

2000—2007 年,中国的床位为 22 张/万人,在六个比较国家中(印度无数据)排名第六。美国、英国、日本、巴西、俄罗斯等国平均每万人床位数量

① World Health Organization.[2016-07-08],World Health Statistic2008[Z/OL]:82,http://www.who.int/gho/publications/worldhealth_statistics/en/.
② World Health Organization.[2016-07-08],World Health Statistic2015[Z/OL]:122,http://www.who.int/gho/publications/worldhealth_statistics/en/.

分别是中国的 1.45 倍、1.77 倍、6.41 倍、1.18 倍、4.41 倍。

表 4-7　七个比较国家医院床位分布(张/万人)

国　　家	美　国	英　国	日　本	中　国	巴　西	俄罗斯	印　度
2000—2007 年	32	39	141	22	26	97	—
2000—2008 年	31	39	140	22	24	97	7
2000—2009 年	31	34	138	41	24	97	9
2005—2011 年	30	33	137	42	24	97	9
2006—2012 年	29	29	137	38	23	97	7

资料来源:World Health Organization.[2016-07-08],World Health Statistic2000-2016[Z/OL],ht-tp://www.who.int/gho/publications/worldhealth_statistics/en/.
注:2000—2006 年为时间段,其他类同。医院床位包括住院病床和产科病床,但不包括婴儿床和分娩床。

2006—2012 年,中国的床位数为 38 张/万人,在七个比较国家中排名第三,美国、英国、日本、巴西、俄罗斯、印度等国平均每万人床位数量分别是中国的 0.76 倍、0.76 倍、3.61 倍、0.61 倍、2.55 倍、0.18 倍。超过美国、英国,但与日本、俄罗斯有较大差距。

(二)卫生人力资源和卫生设施的状况与公平性分析

中国卫生人力资源与卫生设施是卫生资源配置的主要指标,其在卫生资源配置水平中占主导地位。2007—2013 年与 2000—2006 年相比,中国卫生设施公平性进展优于卫生人力资源的进展。

1.绝对公平。卫生人力资源与卫生设施的绝对公平是指 2007—2012 年医生、助产护士、药剂师以及床位数量较 2000—2006 年的纵向发展趋势。3 个指标数量有所增加,只有药剂师数量在减少。医生数超过全球水平,其中床位数超过美国与英国两个发达国家,但是药剂师及助产护士不及全球水平。

2.相对公平。卫生人力资源的相对公平是指,2000—2013 年,中国相对其他六个比较国家在卫生人力资源数量方面有相应的增加,公平性差距有所缩小。中国床位数及助产护士与其他国家的差距缩小了,床位数超越美国与英国,但是护士数量与其他国家尚有数倍的差距。中国医生与药剂师数量排名靠后,与其他国家差距拉大了,尤其是药剂师。

3. 原因分析。造成目前中国卫生系统可及性公平性状况的主要原因有:(1)经济发展水平阶段的不同。中国是最大的发展中国家,尽管近年来中国的经济发展速度屡创新高,在国际上的影响力越来越大,但与发达国家相比,经济发展水平的层次仍然不高。中国目前经济与社会的发展模式均是粗放式发展方式。医院采取的是使用银行贷款及自身的垄断地位不断追求外延式发展,通过建设新院区、购买新设备等方式扩大服务范围与提高接收患者的能力,从而导致了病床数量的快速增长。而发达国家注重医疗质量,更加重视医疗质量而不是一味追求硬件建设水平上新台阶。(2)医院数量不足,医学技术人员就业难。中国目前医疗市场十分庞大,但是由于卫生规划及民营医院发展受到限制,现有的公立医院无法接收大量的医学专业毕业生,从而形成了医生、药剂师、护士人才缺乏的局面。

三、免疫接种覆盖率状况与公平性分析

卫生服务覆盖率(Health service coverage)指标反映了有需要的人群实际得到重要卫生干预的程度。通常情况下,疫苗接种完成率越高,卫生服务利用水平就越高。儿童免疫接种覆盖率国际比较与国内比较略有不同的地方在于儿童的年龄不同。由于统计资料的不同,导致了这种差异。世界卫生统计(《World Health Statistic》)统计的是一岁以下儿童免疫接种覆盖率,国内卫生统计年鉴统计的是五岁以下儿童免疫接种覆盖率。

一岁以下儿童免疫接种覆盖率(Immunization coverage among 1-year-olds)包括接受 1 剂麻疹免疫(Measles immunization coverage among 1-year-olds)、3 剂百白破免疫(DTP3 immunization coverage among 1-year-olds)、3 剂乙肝疫苗免疫(HepB3 immunization coverage among 1-year-olds)和 3 剂 HIB 疫苗免疫(HIB3 immunization coverage among 1-year-olds),因中国一岁以下儿童接受 3 剂 HIB 疫苗免疫在《World Health Statistic》上没有统计数据,故在此不作分析。

（一）一岁以下儿童免疫接种覆盖率状况

1. 一岁以下儿童接受 1 剂麻疹疫苗接种免疫状况

七个比较国家历年一岁以下儿童接受 1 剂麻疹疫苗状况，见表 4-8。

2000 年，中国的一岁以下儿童接受 1 剂麻疹免疫在七个比较国家中排名为第六，美国、英国、日本、巴西、俄罗斯、印度等国的一岁以下儿童接受 1 剂麻疹免疫率是中国的 1.07 倍、1.04 倍、1.13 倍、1.16 倍、1.14 倍、0.61 倍。2000 年全球一岁以下儿童接受 1 剂麻疹免疫率为 72%[①]，中国是全球水平的 1.18 倍。

经过 14 年的发展（2000—2013 年），2013 年中国一岁以下儿童麻疹免疫接种率与 2000 年相比，提高了 14 个百分点。2013 年全球一岁以下儿童麻疹免疫接种率为 84%[②]，中国仍然是全球水平的 1.18 倍。

表 4-8　七个比较国家一岁以下儿童接受 1 剂麻疹免疫情况　　单位:%

国　　家	2000 年	2006 年	2007 年	2008 年	2009 年	2010 年	2011 年	2012 年	2013 年
美　国	91	93	93	92	92	92	90	92	91
英　国	88	85	86	86	86	93	90	93	95
日　本	96	99	98	97	94	94	94	96	95
中　国	85	93	94	94	94	99	99	99	99
巴　西	99	99	99	99	99	99	97	99	99
俄罗斯	97	99	99	99	98	98	98	98	98
印　度	52	59	67	70	71	74	74	74	74

资料来源：World Health Organization.［2016－07－08］, World Health Statistic2000－2016［Z/OL］, ht-tp://www.who.int/gho/publications/worldhealth_statistics/en/.

2006—2013 年中国一岁以下儿童接受 1 剂麻疹免疫接种情况，见图 4-1。中国的一岁以下儿童接受 1 剂麻疹免疫接种呈现总体稳步上升态

---

① World Health Organization.［2016－07－08］, World Health Statistic2008［Z/OL］:64, ht-tp://www.who.int/gho/publications/worldhealth_statistics/en/.

② World Health Organization.［2016－07－08］, World Health Statistic2015［Z/OL］:98, ht-tp://www.who.int/gho/publications/worldhealth_statistics/en/.

势。2009 年中国实行新医改之后,一岁以下儿童接受 1 剂麻疹免疫得到了小幅度提升。2013 年,中国成为该指标覆盖率最高的国家,与巴西并列第一。其他国家基本上在 91% 以上,只有印度最低(74%)。

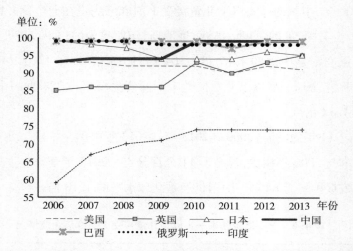

图 4-1 七个比较国家一岁以下儿童麻疹免疫接种率变化趋势(2006—2013 年)

资料来源:World Health Organization. [2016-07-08], World Health Statistic2008 - 2016 [Z/OL], http://www.who.int/gho/publications/worldhealth_statistics/en/.

2. 一岁以下儿童接种 3 剂百白破疫苗状况

七个比较国家历年一岁以下儿童接种 3 剂百白破疫苗情况,见表 4-9。

2000 年,中国的一岁以下儿童接受 3 剂百白破疫苗免疫率在七个比较国家中排名为第六。美国、英国、日本、巴西、俄罗斯、印度等国的一岁以下儿童接受 3 剂百白破疫苗免疫率是中国的 1.11 倍、1.08 倍、1 倍、1.16 倍、1.14 倍、0.66 倍。2000 年全球一岁以下儿童接受 3 剂百白破疫苗免疫率为 73%[1],中国是全球水平的 1.12 倍。

2013 年,中国 3 剂百白破疫苗免疫率在七个比较国家中排名为第一,美国、英国、日本、巴西、俄罗斯、印度等国接受 3 剂百白破疫苗接种是中国的 0.95 倍、0.97 倍、0.99 倍、0.96 倍、0.98 倍、0.73 倍。比较国家的覆盖普

---

[1] World Health Organization. [2016-07-08], World Health Statistic2008 [Z/OL]:64, http://www.who.int/gho/publications/worldhealth_statistics/en/.

遍在 94% 以上,只有印度最低(72%)。2013 年全球一岁以下儿童接受 3 剂百白破疫苗免疫率为 84%[①],中国是全球水平的 1.18 倍。

经过 14 年的发展(2000—2013 年),2013 年中国一岁以下儿童接受 3 剂百白破疫苗接种免疫与 2000 年相比,提升了 14 个百分点。

表 4-9 七个比较国家一岁以下儿童接种 3 剂百白破疫苗情况 单位:%

国　　家	2000 年	2006 年	2007 年	2008 年	2009 年	2010 年	2011 年	2012 年	2013 年
美　　国	94	96	96	96	95	95	94	95	94
英　　国	92	92	92	92	93	96	95	97	96
日　　本	85	99	98	98	98	98	98	98	98
中　　国	85	93	93	97	97	99	99	99	99
巴　　西	99	99	98	97	99	98	96	94	95
俄罗斯	97	99	97	98	98	97	97	97	97
印　　度	56	55	62	66	66	72	72	72	72

资料来源:World Health Organization.[2016-07-08],World Health Statistic2000-2016[Z/OL],http://www.who.int/gho/publications/worldhealth_statistics/en/.

2006—2013 年七个比较国家一岁以下儿童接受 3 剂百白破疫苗接种免疫变化趋势,见图 4-2。中国的一岁以下儿童接受 3 剂百白破疫苗接种免疫总体趋势是稳步增长的。其中 2008 年小幅度提升了 4 个百分点,自 2009 年之后,呈现稳步发展趋势。比较国家之间唯印度例外,其他国家之间差异不大。

3. 一岁以下儿童接受 3 剂乙肝疫苗免疫状况

七个比较国家历年一岁以下儿童接受 3 剂乙肝疫苗免疫状况,见表 4-10。

2000 年,中国一岁以下儿童接受 3 剂乙肝疫苗免疫覆盖率在三个比较国家中(英国、日本、俄罗斯和印度没有数据)排名第三。美国、巴西两个国

①　World Health Organization.[2016-07-08],World Health Statistic2015[Z/OL]:98,http://www.who.int/gho/publications/worldhealth_statistics/en/.

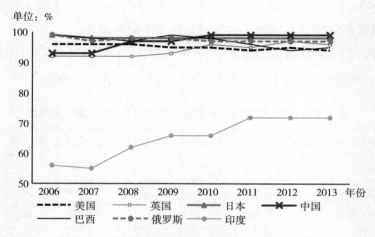

单位：%

图 4-2　七个比较国家一岁以下儿童接种 3 剂百白破
疫苗覆盖率变化趋势（2006—2013 年）

资料来源：World Health Organization.［2016-07-08］，World Health Statistic2008-2016［Z/OL］，ht-tp://www.who.int/gho/publications/worldhealth_statistics/en/.

家的一岁以下儿童接受 3 剂乙肝疫苗免疫接种率是中国的 1.25 倍、1.38 倍。2000 年全球一岁以下儿童接受 3 剂乙肝疫苗免疫率为 81%①，全球水平是中国的 1.13 倍。

2013 年，中国一岁以下儿童 3 剂乙肝疫苗免疫接种率在五个国家中排名第一（英国和日本无数据）。中国是美国、巴西、俄罗斯和印度的 1.10 倍、1.04 倍、1.02 倍、1.48 倍。全球一岁以下儿童接受 3 剂乙肝疫苗免疫率为 81%②，中国是全球水平的 1.22 倍。

2009 年中国实行新医改之后，维持了提升的变化趋势，其中 2010 年有小幅度提升（提升了 4 个百分点）。

经过 14 年的发展（2000—2013 年），2013 年中国一岁以下儿童接受 3 剂乙肝疫苗免疫接种率与 2000 年相比，提高了 27 个百分点。

①　World Health Organization.［2016-07-08］，World Health Statistic2008［Z/OL］：64，ht-tp://www.who.int/gho/publications/worldhealth_statistics/en/.

②　World Health Organization.［2016-07-08］，World Health Statistic2015［Z/OL］：98，ht-tp://www.who.int/gho/publications/worldhealth_statistics/en/.

表 4-10 七个比较国家一岁以下儿童

接种 3 剂乙肝疫苗情况　　　　单位:%

国　家	2000 年	2006 年	2007 年	2008 年	2009 年	2010 年	2011 年	2012 年	2013 年
美　国	90	92	92	93	92	92	91	92	90
英　国	—	—	—	—	—	—	—	—	—
日　本	—	—	—	—	—	—	—	—	—
中　国	72	91	92	95	95	99	99	99	99
巴　西	99	97	95	96	98	96	96	97	95
俄罗斯	—	98	97	98	98	97	97	97	97
印　度	—	6	6	21	21	37	47	70	67

资料来源:World Health Organization.[2016-07-08],World Health Statistic2000-2016[Z/OL],ht-tp://www.who.int/gho/publications/worldhealth_statistics/en/.

2006—2013 年五个比较国家一岁以下儿童接受 3 剂乙肝疫苗免疫接种覆盖率变化趋势,见图 4-3。中国的一岁以下儿童接受 3 剂乙肝疫苗免疫呈现总体稳步上升态势。其他国家发展趋势与中国类似,只有印度覆盖率比较低。

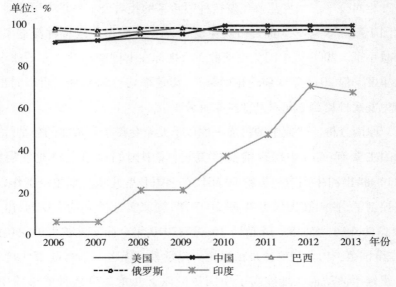

图 4-3　五个比较国家一岁以下儿童接种 3 剂乙肝

疫苗覆盖率变化趋势(2006—2013 年)

资料来源:World Health Organization.[2016-07-08],World Health Statistic2008-2016[Z/OL],ht-tp://www.who.int/gho/publications/worldhealth_statistics/en/.

（二）一岁以下儿童免疫接种覆盖率公平性分析

免疫接种覆盖率对改善整体健康状况有很大的帮助。一岁以下儿童免疫接种覆盖率越高,则代表该国更多的一岁以下儿童能接受健康服务,意味着更多儿童的健康得到了保障。2013 年全球 1 剂麻疹、3 剂百白破、3 剂乙肝疫苗接种覆盖率全球水平分别为 84%、84%、81%,而中国的这 3 项指标均为 99%,远远超过全球平均水平,在七个比较国家中均排名第一。

1. 绝对公平。免疫接种覆盖率的绝对公平是指在 2000—2013 年间中国一岁以下儿童 1 剂麻疹免疫、3 剂百白破免疫、3 剂乙肝疫苗免疫接种覆盖率的绝对值有了提升。从 2000 年到 2013 年中国 1 剂麻疹免疫接种覆盖率提升了 14 个百分点;3 剂百白破免疫接种覆盖率提升了 14 个百分点;3 剂乙肝疫苗免疫接种覆盖率提升了 27 个百分点。总体而言,中国免疫接种覆盖率是上升以及稳定的,2010—2013 年都保持在 99%。在过去 14 年里,中国绝对公平已经达到了相当高的水平。

2. 相对公平。一岁儿童免疫接种覆盖率的相对公平是指中国相对于其他六国 1 剂麻疹免疫、3 剂百白破免疫、3 剂乙肝疫苗免疫接种覆盖率的不平等减小了。2000 年中国免疫接种 3 项指标在七国中均处于靠后排名,仅略胜印度。但 2013 年 3 项均排名第一,覆盖率均达到 99%。可以看出,中国的免疫接种覆盖率相对其他国家是公平的。

3. 原因分析。造成中国目前一岁以下儿童免疫接种覆盖的公平性状况的原因主要有:（1）中国政府高度重视。《中国妇幼卫生事业发展报告(2011)》指出:"中国自上世纪 50 年代在全国开展儿童计划免疫工作以来,有效控制了白喉、破伤风等疾病;2007 年,国家实施扩大免疫规划,由过去的'4 苗防 6 病'增加到'14 苗防 15 病';2010 年全面实施扩大国家免疫规划,在全国范围内开展麻疹疫苗强化免疫活动。"①这一系列政策扶持和关注儿童健康活动极大地提高了中国一岁以下儿童免疫接种的覆盖率,这也是中国一岁以下儿童免疫接种覆盖率的公平性高于国际上其他国家的

---

① 《中国妇幼卫生事业发展报告(2011)》。

主要原因。（2）容易推广。免疫接种覆盖率是一项基础性的疾病预防控制措施，投资少，而且效益高，具备广泛群众基础，在人群中易于推广。因此，中国卫生系统在此领域轻易取得了排名第一的成绩。当然，推广免疫接种也需要一定的经济基础。印度由于是低收入国家，经济相对落后，从而影响了覆盖率的提升。（3）中国公共卫生系统基本可以满足免疫接种的需求。目前中国的儿童免疫接种已经取得了较大的成绩，部分原因是中国公共卫生系统功能渐趋完善，各项预防和控制疾病的工作得以持续推进。

四、生殖健康服务覆盖率的状况与公平性分析

（一）生殖健康服务覆盖率的状况

妇幼卫生服务状况对于一个国家的居民健康与社会经济都有重要的影响。《中国妇幼卫生事业发展报告（2011）》指出："妇幼卫生服务状况的改善，减少和避免了大量出生缺陷、儿童残疾和伤害导致的不良后果，直接降低了社会发展成本，减少了补偿性生育，增加了人力资源的健康存量，间接为社会经济发展创造财富。"[1]生殖健康服务是妇女卫生服务重要环节。生殖健康服务覆盖率（Reproductive health service coverage）包含的指标主要有：避孕普及率（Contraceptive prevalence）、产前检查覆盖率（Antenatal care coverage）、专业医护人员接生率（Births attended by skilled health personnel）、剖腹产率（Births by caesarean section）等。上述指标都是衡量一个国家孕产妇保健服务好坏的指标。根据世界卫生组织的推荐，孕产与产前检查至少应该包括测血压、称体重、尿常规和抽血检查。[2]

七个比较国家的孕产妇生殖健康服务覆盖率情况，见表4-11。

2007—2013年中国避孕普及率为85%，在七个比较国家中排名第一。中国分别是美国、英国、巴西、俄罗斯、印度等国的1.11倍、1.01倍、1.06

---

① 《中国妇幼卫生事业发展报告（2011）》。

② Pregnancy, childbirth, postpartum and newborn care: a guide for essential practice, Geneva, World Health Organization, 2006.

倍、1.25 倍、1.55 倍。2007—2013 年全球的避孕普及率为 64%[①]，中国是全球水平的 1.33 倍。

2007—2013 年中国孕产妇 1 次产前检查覆盖率为 95%（4 次的产前检查覆盖率无数据）。在三个比较国家中排名第二，仅次于巴西（美国、英国、日本和俄罗斯无数据）。中国略低于巴西，胜过印度。全球 1 次产前检查覆盖率为 83%[②]，中国是全球水平的 1.14 倍。

2007—2014 年中国孕产妇专业医护人员接生率为 100%，在六个比较国家中（英国无数据）排名第一，与日本和俄罗斯并列。美国和巴西比率亦达到 99%。只有印度比较低，仅为 67%。同期全球的专业医护人员接生率为 74%[③]，中国是全球水平的 1.35 倍。

2007—2014 年中国孕产妇剖腹产率为 27%，在六国中排名第三（英国无数据）。中国分别是日本、俄罗斯、印度等国的 1.42 倍、1.22 倍、3.38 倍。同期全球剖腹产率为 17%[④]，中国是全球水平的 1.59 倍。

各国的生殖健康服务指标参差不齐，在前面 4 个指标的排名中，中国整体生殖健康服务覆盖率在七国中处于较高水平。

表 4-11　七个比较国家孕产妇生殖健康覆盖率情况　　　　单位:%

国　家	避孕普及率（2007—2013 年）	产前检查覆盖率（2007—2013 年）		专业医护人员接生率（2007—2014 年）	剖腹产率（2007—2014 年）
		至少 1 次访问	至少 4 次访问		
美　国	76	—	97	99	33
英　国	84	—	—		

[①] World Health Organization.［2016-07-08］, World Health Statistic2015［Z/OL］:98, http://www.who.int/gho/publications/worldhealth_statistics/en/.

[②] World Health Organization.［2016-07-08］, World Health Statistic2015［Z/OL］:98, http://www.who.int/gho/publications/worldhealth_statistics/en/.

[③] World Health Organization.［2016-07-08］, World Health Statistic2015［Z/OL］:98, http://www.who.int/gho/publications/worldhealth_statistics/en/.

[④] World Health Organization.［2016-07-08］, World Health Statistic2015［Z/OL］:98, http://www.who.int/gho/publications/worldhealth_statistics/en/.

续表

国 家	避孕普及率（2007—2013 年）	产前检查覆盖率（2007—2013 年）		专业医护人员接生率（2007—2014 年）	剖腹产率（2007—2014 年）
		至少 1 次访问	至少 4 次访问		
日 本	—	—	—	100	19
巴 西	80（06—12）	96	89	99	56
中 国	85（06—12）	95	—	100	27
俄罗斯	68	—	—	100	22
印 度	55	75	72	67	8
全 球	64	83	64	74	17

资料来源：World Health Organization.［2016-07-08］,World Health Statistic2008-2017［Z/OL］:52,http://www.who.int/gho/publications/worldhealth_statistics/en/.

注：表中每一数据后面括号里的数字表示该数据的调查年份。表中避孕普及率、产前检查覆盖率是2007—2013 年的数据，专业医护人员接生率、剖腹产率是 2007—2014 年的数据。

（二）生殖健康服务覆盖率的公平性分析

生殖健康服务覆盖率的提高可以更好地保证孕产妇的健康。从前面描述可知，中国孕产妇生殖健康覆盖率中的避孕普及率、产前检查覆盖率、专业医护人员接生率、剖腹产率等指标均高于全球水平。

1. 绝对公平。生殖健康服务覆盖率的绝对公平是指在 2000—2014 年间，中国避孕普及率、产前检查覆盖率、专业医护人员接生率、剖腹产率的绝对值有了提升。但是由于缺乏连续数据，故无法对中国进行纵向比较。但中国生殖健康服务覆盖率中各指标均高于全球平均水平，所以在一定程度上可以说，中国生殖健康服务绝对公平性是较好的。

2. 相对公平。生殖健康服务覆盖率的相对公平是指中国相对于其他六国避孕普及率、产前检查覆盖率、专业医护人员接生率、剖腹产率的不平等差距程度的大小。中国相关指标，在七个比较国家中排名均在前三，相对公平性强。剖腹产对于挽救生命与促进健康是必要的，但是如果滥用，也会影响健康，且会增加不合理卫生费用。因此，不能追求过高的剖腹产率，也不能过度打压剖腹产率。

3. 原因分析。造成中国孕产妇生殖健康服务覆盖率公平性状况的主要原因有:(1)居民的卫生保健意识增强,促进了孕产妇生殖健康服务覆盖率的提升。(2)产前检查技术和专业接生人员的专业在数量和质量上都有所提高。(3)国家对妇幼保健服务事业的重视加强。据《中国妇幼卫生事业发展报告(2011)》指出,2009年新医改以来,妇幼卫生作为公共卫生工作的重要组成部分,已经成为关注重点和改善民生的重点工作。

第二节　国内卫生服务可及性的公平性

一、国内医疗服务需求和利用状况与公平性分析

国际上使用卫生系统反应性指标来衡量卫生提供的公平性,而且从尊重人权和患者导向两方面来测量人们对医疗保健服务是否符合人们的期望。本书重点以两周患病率、两周就诊率和应住院未住院比例等指标,来了解我国目前卫生服务的需求情况和利用情况,以分析我国卫生服务利用公平性。

国内医疗服务需求和利用状况数据来自国家卫生服务调查结果,能反映该领域的全国状况。自1993年至2013年,国家卫生部门组织有关机构和人员,每5年进行一次全国范围的入户调查。两周患病率为每百名被调查者中两周内患病伤的例数。两周就诊率为调查前两周内居民因病或身体不适到医疗机构就诊的人次数与调查人口数之比。

(一)医疗服务需求和利用状况

1. 城乡两周患病率状况

城乡两周患病率反映城乡居民医疗服务的需求状况。1998—2013年城乡总体两周患病率见图4-4。1998年城乡总体两周患病率为14.98%。其中,城市两周患病率为18.72%,农村为13.71%,城市比农村高5.01个百分点。2013年城乡总体两周患病率为24.1%。其中,城市两周患病率为28.2%,农村为20.2%,城市比农村高8个百分点。2013年城乡总体两周患病率比1998年高出9.12个百分点。

1998—2013年城市和农村两周患病率都有不同程度的上升,城市上升

幅度高于农村,但是城市在 2003 年期间两周患病率有所下降。

单位：%

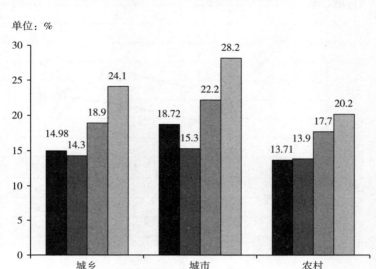

图 4-4　城乡两周患病率变化（1998—2013 年）

资料来源:《（第二一五次）国家卫生服务调查分析报告》,中国协和医科大学出版社 1999—2015
年版。

注:国家的第二一五次卫生调查,共进行了 4 次,每次出版一本书,共 4 本,合在一起标明文献来源。

2. 城乡两周就诊率状况

城乡两周就诊率变化趋势见图 4-5。1998 年的城乡两周就诊率为
16.39%,其中城市两周就诊率为 16.19%,农村两周就诊率为 16.46%。
2013 年城乡两周就诊率为 13%,其中,城市两周就诊率为 13.3%,农村两周
就诊率为 12.8%。2013 年与 1998 年相比,城乡总体两周就诊率下降了
3.39 个百分点。

1998—2013 年,城乡两周就诊率总体变化趋势为:下降—上升—下降,
农村的趋势与其相同。具体表现为 1998—2003 年是下降的,2003—2008
年是上升的,而 2008—2013 年是下降的。城市两周就诊率的变化趋势为下
降—上升。2008 年以前与农村趋势相同,2008 年以后反而持续上升。

3. 城乡住院应住院未住院状况

城乡住院应住院未住院状况见图 4-6。1998 年城乡总体应住院未住

单位：%

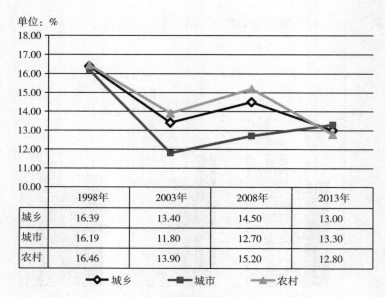

	1998年	2003年	2008年	2013年
城乡	16.39	13.40	14.50	13.00
城市	16.19	11.80	12.70	13.30
农村	16.46	13.90	15.20	12.80

◇ 城乡　■ 城市　▲ 农村

图 4-5　城乡两周就诊率变化趋势图（1998—2013 年）

资料来源：《（第二—五次）国家卫生服务调查分析报告》，中国协和医科大学出版社 1999—2015 年版。

院比例为 32.3%，其中，城市比例为 27.5%，农村比例为 34.5%；农村比城市高出 7 个百分点。2013 年，城乡总体应住院未住院比例为 17.1%，其中，城市比例为 17.6%，农村比例为 16.7%；城市比农村高出 0.9 个百分点。

1998—2013 年，城乡总体应住院未住院的比例、农村应住院未住院的比例均呈下降的趋势，2008 年以后下降幅度更大。2013 年与 1998 年相比，城乡总体应住院未住院的比例下降了 15.2 个百分点，城市比例下降了 9.9 个百分点，农村比例下降了 17.8 个百分点。农村下降幅度比城市大，城乡差距明显缩小。

（二）医疗服务需求和利用状况公平性分析

两周患病率反映的是卫生服务的需求状况，两周患病率越高，居民的卫生服务的需求越高。两周就诊率反映的是居民的卫生服务需求得到满足的情况。两周就诊率越高，卫生服务利用的水平越高。应住院未住院比例反映由于各种原因根据医生要求应住院未住院的情况，反映居民有医疗服务需求时对医疗服务利用的情况。

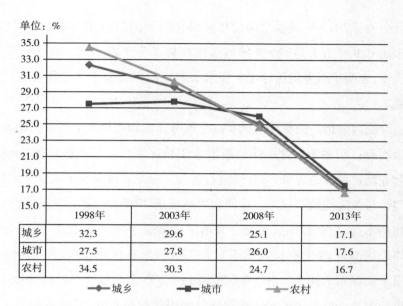

单位：%

	1998年	2003年	2008年	2013年
城乡	32.3	29.6	25.1	17.1
城市	27.5	27.8	26.0	17.6
农村	34.5	30.3	24.7	16.7

◆ 城乡　　　■ 城市　　　▲ 农村

图4-6　城乡应住院未住院比例变化趋势图（1998—2013年）

资料来源：《（第二—五次）国家卫生服务调查分析报告》，中国协和医科大学出版社1999—2015年版。

1. 绝对公平。医疗服务需求和利用的绝对公平是指城乡在1998—2013年期间，城乡居民在卫生服务的利用上得到提升。可以通过两周就诊率及应住院未住院比例来表现。城乡居民两周就诊率的公平性下降了，2013年与1998年相比，城乡总体两周就诊率下降了3.39个百分点。表明接受卫生服务的人次减少了，但是2013年城乡总体两周患病率比1998年高出9.12个百分点。因此，有越来越多的居民没有得到应得的卫生服务。居民住院方面的公平性提高了，1998—2013年，城乡总体应住院未住院的比例、农村应住院未住院的比例均呈下降趋势，2008年以后下降幅度更大。城乡应住院未住院的比例由1998年的32.3%下降到2013年的17.1%，充分反映了患者对住院需求得到较好的满足。

2. 相对公平。医疗服务需求和利用的相对公平是指在同一时间点，城乡之间卫生服务利用之间的差距缩小了。2013年城乡之间两周就诊率差距比较小，城市比农村多0.5个百分点；1998年城市比农村少0.27

个百分点。2013年城乡之间应住院未住院率的差距相当小,城市比农村仅多出0.9个百分点;1998年城市比农村多7个百分点。这无疑是可喜的进步,表明了城乡的医疗服务需求和利用的相对公平性进程得到较大的进展。

3. 原因分析。造成国内城乡医疗服务需求和利用公平性目前状况的主要原因有:(1)基本医疗保险范围覆盖了住院医疗。基本医疗保险原本应该首先满足门诊的需求,再住院进行保障。但是我国没有采取这一路径,而是门诊与住院均给予保障。这样做的结果是,门诊的保障不充分,住院的报销比例不高,由此影响居民充分利用门诊接受卫生服务,比如2013年城乡总体患病率为24.1%,而就诊率只有13%。两者相差甚远,表明有许多居民应该就诊而未就诊。由于住院能得到一定程度的报销,与门诊相比,其需求更加刚性。城乡居民对住院服务的利用就相对充分,因此体现为城乡居民应住院未住院率逐年下降。

(2)农村经济基础薄弱、农民收入低。农村与农民的收入增长与医疗费用的增长不相协调,要实现医疗服务的公平,应该控制卫生费用的不合理增长。药品费用、诊治费用等医疗费用对农民而言,负担依然沉重。尽管新医改以来政府和社会卫生支出快速增长,在一定程度上居民个人支出占卫生总费用比重大幅下降,但居民人均个人卫生支出绝对水平仍不断增加。"救护车一响,一头猪白养"这句顺口溜,反映了农民怕生病的心理。现实的情况是2008年起农村出现了两周就诊率下降的局面,并且这一趋势在持续。有学者指出,"农村的医疗卫生负担依然很重,这不利于农村居民的卫生服务满足状况的提高。"[1]

(3)医疗保险制度实现全民覆盖,但是呈现碎片化状态。全覆盖的保险制度对于缩小城乡的卫生服务利用的差距起到了良好的促进作用,但是由于不同群体其医疗保险制度各不相同,有的统筹层次过低。这种碎片化

---

[1] 张毓辉、万泉、王秀峰等:《2009—2014年我国卫生总费用分析》,《中国卫生经济》2016年第3期。

特征的保险制度,导致了医疗保险的地区分割、城乡分割、人群分割,不利于制度的公平与可持续发展。①

二、卫生人力资源和卫生设施状况与公平性分析

（一）省际卫生人力资源与卫生设施状况

1. 省际卫生技术人员分布状况

卫生技术人员包括执业医师、执业助理医师、注册护士、药师、检验技师、影像技师、卫生监督人员和见习（药、护、技）师等卫生专业人员。不包括从事管理工作的卫生技术人员（如院长、副院长、党委书记等）。在此以卫生技术人员为例,来研究国内卫生人力资源的公平性状况。

全国31个省份2007—2014年8年期间每万人口卫生技术人员情况见表4-12。2007年全国每万人口卫生技术人员的平均值为38.2人/万人,在全国平均水平之上的省份有17个,分别是北京、天津、辽宁、上海、浙江、海南、山西、吉林、黑龙江、湖北、内蒙古、四川、陕西、甘肃、青海、宁夏和新疆。其中,最高的是北京市（85.55人/万人）。有14个省份在全国平均水平之下,其中最低的是福建（26.41人/万人）。

2008年全国每万人口卫生技术人员的平均值为37.43人/万人,在全国平均水平之上的省份有18个,分别是北京、天津、辽宁、上海、江苏、浙江、山东、广东、海南、山西、吉林、黑龙江、湖北、内蒙古、陕西、青海、宁夏和新疆。其中,最高的是北京市（88.74人/万人）。有13个省份在全国平均水平之下,其中最低的是贵州（23.55人/万人）。

2009年全国每万人口卫生技术人员的平均值为41.83人/万人,在全国平均水平之上的省份有16个,分别是北京、天津、辽宁、上海、浙江、山东、海南、山西、吉林、黑龙江、湖北、内蒙古、陕西、青海、宁夏和新疆。其中,最高的是北京市（91.82人/万人）。有15个省份在全国平均水平之下,其中

① 文学国、房志武:《中国医药卫生体制改革报告（2014—2015）》,社会科学文献出版社2014年版,第251—252页。

最低的是贵州(27.35 人/万人)。

2010 年全国每万人口卫生技术人员的平均值为 43.98 人/万人,在全国平均水平之上的省份有 16 个,分别是北京、天津、辽宁、上海、浙江、山东、海南、山西、吉林、黑龙江、湖北、内蒙古、陕西、青海、宁夏和新疆。其中,最高的是北京市(87.37 人/万人)。有 15 个省份在全国平均水平之下,其中最低的是贵州(29.88 人/万人)。

2011 年全国每万人口卫生技术人员的平均值为 46.2 人/万人,在全国平均水平之上的省份有 17 个,分别是北京、天津、辽宁、上海、浙江、山东、广东、海南、山西、吉林、黑龙江、湖北、内蒙古、陕西、青海、宁夏和新疆。其中,最高的是北京市(90.11 人/万人)。有 14 个省份在全国平均水平之下,其中最低的是云南(32.6 人/万人)。

2012 年全国每万人口卫生技术人员的平均值为 49.47 人/万人,在全国平均水平之上的省份有 17 个,分别是北京、天津、辽宁、上海、江苏、浙江、山东、海南、山西、吉林、黑龙江、湖北、内蒙古、陕西、青海、宁夏和新疆。其中,最高的是北京市(94.84 人/万人)。有 14 个省份在全国平均水平之下,其中最低的是西藏(30.31 人/万人)。

2013 年全国每万人口卫生技术人员的平均值为 53.13 人/万人,在全国平均水平之上的省份有 16 个,分别是北京、天津、辽宁、上海、江苏、浙江、山东、海南、山西、黑龙江、湖北、内蒙古、陕西、青海、宁夏和新疆。其中,最高的是北京市(96.33 人/万人)。有 15 个省份在全国平均水平之下,其中最低的是西藏(37.3 人/万人)。

2014 年全国每万人口卫生技术人员的平均值为 55.63 人/万人,在全国平均水平之上的省份有 15 个,分别是北京、天津、辽宁、上海、江苏、浙江、山东、海南、山西、湖北、内蒙古、陕西、青海、宁夏和新疆。其中,最高的是北京市(99.09 人/万人)。有 16 个省份在全国平均水平之下,其中最低的是西藏(40.51 人/万人)。

2007—2014 年,每年的每万人口卫生技术人员都在全国平均水平之上的地区有 13 个,分别是北京、天津、辽宁、上海、浙江、海南、山西、湖北、内蒙古、陕西、青海、宁夏和新疆。西藏和贵州是卫生技术人员水平最低的省份；历年最高者均是北京。

表4-12 全国31个省份每万人口卫生技术人员分布（2007—2014年） 单位：人／万人

省 份	2007 年	2008 年	2009 年	2010 年	2011 年	2012 年	2013 年	2014 年
平均值	38.20	37.43	41.83	43.98	46.20	49.47	53.13	55.63
北 京	85.55	88.74	91.82	87.37	90.11	94.84	96.33	99.09
天 津	57.02	55.41	55.32	54.24	54.11	54.55	55.08	55.95
河 北	35.03	35.41	38.11	40.61	41.66	43.21	45.42	47.60
辽 宁	50.14	50.50	52.16	53.05	53.76	56.23	58.02	58.37
上 海	65.07	67.52	60.10	59.54	59.97	62.10	65.06	67.62
江 苏	37.57	37.92	39.56	41.71	44.38	50.00	54.02	57.60
浙 江	45.14	47.44	50.47	52.96	56.18	60.17	64.11	68.25
福 建	26.41	28.81	35.68	38.70	42.69	46.98	52.34	54.26
山 东	36.35	39.91	43.82	46.81	49.99	54.73	61.34	61.68
广 东	38.17	40.25	41.59	43.56	46.22	48.93	52.02	54.36
海 南	38.51	39.67	43.82	45.48	49.37	50.80	53.75	56.01
山 西	42.78	46.79	54.37	54.25	53.27	55.28	56.03	57.42
吉 林	46.07	46.78	48.38	50.38	50.57	52.39	53.05	55.02
黑龙江	41.51	42.34	45.82	50.10	50.87	52.47	54.13	55.36
安 徽	28.56	30.61	34.02	35.51	36.46	39.44	42.05	44.06
江 西	28.98	31.76	34.01	35.41	36.97	39.90	42.04	44.33
河 南	31.82	32.87	37.94	39.64	42.21	45.56	49.78	52.44
湖 北	39.85	40.94	43.18	44.66	46.57	49.96	53.34	57.70
湖 南	34.71	36.38	39.58	40.98	42.83	44.71	48.29	50.68
内蒙古	43.99	45.45	54.92	50.90	53.02	56.18	59.33	61.67
重 庆	36.78	31.26	34.98	38.50	41.16	44.71	47.86	51.58
四 川	38.31	32.88	37.03	40.47	43.76	48.22	52.67	55.52
广 西	30.53	32.31	35.61	41.12	43.92	47.15	51.05	54.40
贵 州	26.87	23.55	27.35	29.88	32.81	37.25	44.52	48.45
云 南	33.10	27.79	29.58	31.10	32.60	35.79	41.22	44.32

省 份	2007 年	2008 年	2009 年	2010 年	2011 年	2012 年	2013 年	2014 年
西 藏	35.75	32.87	34.06	33.50	35.58	30.31	37.30	40.51
陕 西	47.40	39.43	46.11	48.58	52.68	57.63	63.51	66.92
甘 肃	38.90	33.35	35.72	38.62	41.31	43.29	45.74	48.78
青 海	43.36	39.25	43.17	44.24	48.45	51.15	56.11	58.21
宁 夏	41.84	42.74	45.48	47.33	50.05	52.94	57.02	60.12
新 疆	49.96	50.14	53.74	56.78	59.12	61.21	64.42	66.76

资料来源:根据《2015 中国卫生与计划生育统计年鉴》中数据整理。

注:本表(各省每万人口卫生技术人员)数据是根据年鉴中卫生技术人员数(个)和各省份的人口数(万人)相除得出,全国数据根据每年各省卫生技术人员总数(个)和每年各省的人口总数(万人)相除得出。

据表 4-12 得表 4-13;据表 4-13 得图 4-7、图 4-8。2007—2014 年全国 31 个省份卫生技术人员平均值总体变化规律呈增长态势,标准差总体呈下降态势。表明全国 31 个省份卫生技术人员分布绝对数量在增长,而总体差距在缩小。具体而言,平均值 2007—2008 年略有下降,而后一直增长。标准差 2007—2008 年略有上升,而后总体上下降,但是 2012 年例外上升。

表 4-13　全国 31 个省份卫生技术人员标准差和
平均值变化(2007—2014 年)　　　　单位:人/万人

年　份	标准差	平均值
2007	11.89	38.20
2008	12.67	37.43
2009	12.07	41.83
2010	10.82	43.98
2011	10.69	46.20
2012	11.19	49.47
2013	10.64	53.13
2014	10.60	55.63

资料来源:国家卫生和计划生育委员会:《2015 中国卫生与计划生育统计年鉴》,中国协和医科大学出版社 2015 年版。

单位：人/万人

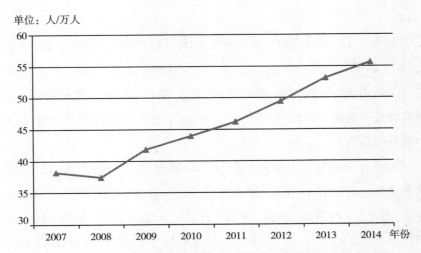

图 4-7 全国 31 个省份卫生技术人员平均值变化趋势图（2007—2014 年）

资料来源：国家卫生和计划生育委员会：《2015 中国卫生与计划生育统计年鉴》，中国协和医科大学
出版社 2015 年版。

单位：人/万人

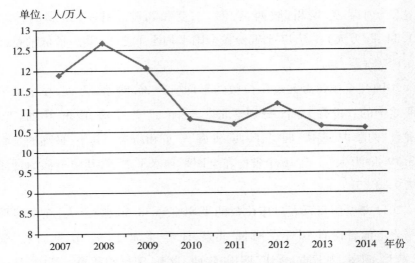

图 4-8 全国 31 个省份卫生技术人员标准差变化趋势图（2007—2014 年）

资料来源：国家卫生和计划生育委员会：《2015 中国卫生与计划生育统计年鉴》，中国协和医科大学
出版社 2015 年版。

2. 省际医院床位分布状况

全国 31 个省份 2007—2014 年 8 年期间，每万人口医院床位情况见表

4-14。

据表 4-14 可知,2007 年全国每万人口床位数平均值为 28.49 张/万人,在全国平均水平之上的省份有 15 个,分别是北京、天津、辽宁、上海、浙江、江苏、山东、山西、吉林、黑龙江、内蒙古、陕西、青海、宁夏和新疆。其中,最高的是上海市(51.65 张/万人)。16 有个省份在全国平均水平之下,其中最低的是贵州(21.04 张/万人)。

2008 年全国每万人口床位数的平均值为 30.85 张/万人,在全国平均水平之上的省份有 14 个,分别是北京、天津、辽宁、上海、浙江、山东、山西、吉林、黑龙江、内蒙古、陕西、青海、宁夏和新疆。其中,最高的是上海市(51.56 张/万人)。有 17 个省份在全国平均水平之下,其中最低的是贵州(21.91 张/万人)。

2009 年全国每万人口床位数的平均值为 33.37 张/万人,在全国平均水平之上的省份有 14 个,分别是北京、天津、辽宁、上海、山东、山西、吉林、黑龙江、内蒙古、四川、陕西、青海、宁夏和新疆。其中,最高的是北京(51.34 张/万人)。有 17 个省份在全国平均水平之下,其中最低的是江西(26.05 张/万人)。

2010 年全国每万人口床位数的平均值为 35.89 张/万人,在全国平均水平之上的省份有 15 个,分别是北京、天津、辽宁、上海、山东、山西、吉林、黑龙江、内蒙古、重庆、四川、陕西、青海、宁夏和新疆。其中,最高的是新疆(53.19 张/万人)。有 16 个省份在全国平均水平之下,其中最低的是江西(27.93 张/万人)。

2011 年全国每万人口床位数的平均值为 38.50 张/万人,在全国平均水平之上的省份有 16 个,分别是北京、辽宁、上海、山东、山西、吉林、黑龙江、湖北、湖南、内蒙古、重庆、四川、陕西、青海、宁夏和新疆。其中,最高的是新疆(56.76 张/万人)。有 15 个省份在全国平均水平之下,其中最低的是江西(30.21 张/万人)。

2012 年全国每万人口床位数的平均值为 42.47 张/万人,在全国平均水平之上的省份有 17 个,分别是北京、辽宁、上海、山东、山西、吉林、黑龙江、湖北、湖南、内蒙古、重庆、四川、陕西、甘肃、青海、宁夏和新疆。其中,最高的是新疆(58.93 张/万人)。有 14 个省份在全国平均水平之下,其中最低的是西藏(27.12 张/万人)。

2013 年全国每万人口床位数的平均值为 45.62 张/万人,在全国平均水平之上的省份有 19 个,分别是北京、辽宁、上海、江苏、山东、山西、吉林、黑龙江、河南、湖北、湖南、内蒙古、重庆、四川、贵州、陕西、青海、宁夏和新疆。其中,最高的是新疆(60.66 张/万人)。有 12 个省份在全国平均水平之下,其中最低的是西藏(35.27 张/万人)。

2014 年全国每万人口床位数的平均值为 48.45 张/万人,在全国平均水平之上的省份有 18 个,分别是北京、辽宁、江苏、山东、山西、吉林、黑龙江、河南、湖北、湖南、内蒙古、重庆、四川、贵州、陕西、青海、宁夏和新疆。其中,最高的是新疆(62.21 张/万人)。有 13 个省份在全国平均水平之下,其中最低的是西藏(37.51 张/万人)。

2007—2014 年,每年的每万人口床位数都在平均水平以上的省份有 11 个,分别是北京、辽宁、山东、山西、吉林、黑龙江、内蒙古、陕西、青海、宁夏和新疆。8 年期间,进入最大值的省份有新疆(5 次)、上海(2 次)、北京(1 次);进入最小值的省份有江西(3 次)、西藏(3 次)、贵州(2 次)。

表 4-14　全国 31 个省份每万人床位分布(2007—2014 年)

单位:张/万人

省　份	2007 年	2008 年	2009 年	2010 年	2011 年	2012 年	2013 年	2014 年
平均值	28.49	30.85	33.37	35.89	38.5	42.47	45.62	48.45
北　京	51.39	50.83	51.34	47.3	46.92	48.41	49.18	51.03
天　津	39.76	39.16	37.75	37.59	36.47	37.87	39.23	40.12
河　北	28.18	30.61	33.07	34.71	36.8	39.02	41.39	43.73
辽　宁	41.87	42.4	44.11	46.68	49.24	52.62	55.09	58.19
上　海	51.65	51.56	45.11	45.63	45.65	46.13	47.33	48.44
江　苏	28.9	30.81	32.11	34.25	37.52	42.06	46.39	49.28
浙　江	30.57	31.42	32.26	33.8	35.65	38.94	41.84	44.62

省　份	2007 年	2008 年	2009 年	2010 年	2011 年	2012 年	2013 年	2014 年
福　建	22.24	24.58	28.45	30.61	33.4	37.18	41.37	43.3
山　东	29.76	33.97	36.65	39.87	43.18	48.92	50.32	51.14
广　东	24.78	26.25	26.85	28.74	30.94	33.54	35.55	37.84
海　南	24.58	25.63	27.23	29.9	32.46	34.15	35.87	38.17
山　西	32.05	37.31	42.17	43.62	43.73	45.78	47.55	48.64
吉　林	34.57	36.33	39.54	41.88	44.1	46.46	48.44	51.23
黑龙江	32.96	35.45	38.31	41.72	43.1	46.48	49.33	52.53
安　徽	22.82	26.03	28.46	31.56	34.22	37.13	39.13	41.43
江　西	21.72	23.89	26.05	27.93	30.21	36.35	38.54	41.11
河　南	25.59	28.42	31.87	34.83	37.24	41.89	45.66	48.68
湖　北	26.43	29.36	32.72	34.98	38.9	43.78	49.69	54.59
湖　南	27.13	29.43	33.1	35.54	39.07	43.23	46.94	52.77
内蒙古	30.73	33.58	35.55	37.76	40.55	44.49	48.06	51.5
重　庆	26.5	28.87	32.43	35.92	39.61	44.42	49.64	53.69
四　川	26.39	29.95	33.61	37.44	41.57	48.31	52.63	56.46
广　西	22.07	24.58	27.09	31.17	32.73	36.03	39.67	42.41
贵　州	21.04	21.91	27.57	30.26	33.88	39.96	47.61	51.94
云　南	26.37	28.08	30.67	34.15	37.45	41.79	44.83	47.71
西　藏	23.77	30.38	28.63	29.36	31.66	27.12	35.27	37.51
陕　西	31.44	33.28	36.07	38.11	41.1	45.09	49.19	52.81
甘　肃	26.86	29.14	31.91	35.32	37.02	43.56	44.95	47.25
青　海	29.08	31.32	34.51	36.33	40.7	45.41	51.09	56.62
宁　夏	31.03	33.8	35.43	37.38	40.38	42.91	47.61	49.1
新　疆	43.12	45.4	49.67	53.19	56.76	58.93	60.66	62.21

资料来源:国家卫生和计划生育委员会:《2015 中国卫生与计划生育统计年鉴》,中国协和医科大学
　　　　出版社 2015 年版,第 76 页。

注:本表(各省每万人口床位)数据是根据年鉴中床位数(张)和各省份的人口数(万人)相除得出,
　　全国数据根据每年各省床位数(张)和每年各省的人口总数(万人)相除得出。

据表 4-14 得表 4-15。据表 4-15 得图 4-9、图 4-10。2007 年每万人
口床位平均值为 28.49 张/万人,2014 年为 48.45 张/万人,增加了 19.96
张/万人。2007—2014 年每万人口床位平均值变化趋势为逐年上升。

2007 年 31 个省份每万人口床位的标准差为 7.93,2014 年为 6.3。
2014 年与 2007 年相比,标准差下降。2007—2014 年,标准差的变化趋势为
前期明显下降,后期升降反复。具体而言,2007—2011 年一直呈下降趋势,
由 2007 年的 7.93 下降至 2011 年的 5.83。2012—2014 年反复升降,最后
维持在 2014 年的 6.3 水平。标准差的下降表示省际床位离散程度趋于缩
小,反之趋于扩大。

总之,2007—2014 年 31 个省份每万人口床位平均值变化趋势为逐年
上升,而标准差一直呈下降趋势,趋向于相对差距缩小。

表 4-15　全国 31 个省份床位标准差和
平均值(2007—2014 年)　　　　单位:张/万人

年　份	标准差	平均值
2007	7.93	28.49
2008	7.30	30.85
2009	6.54	33.37
2010	6.03	35.89
2011	5.83	38.50
2012	6.17	42.47
2013	5.89	45.62
2014	6.30	48.45

资料来源:国家卫生和计划生育委员会:《2015 中国卫生与计划生育统计年鉴》,中国协和医科大学
出版社 2015 年版,第 76 页。

(二)省际卫生人力资源和卫生设施公平性分析

卫生技术人员和床位都属于卫生资源,是居民获得卫生服务的前提条
件。没有足够且良好的卫生资源,就无法满足居民卫生服务需求。"在中
国现阶段,仅仅关注医疗卫生资源总体上的数量供给是不够的,更要关注这
些人力资源的利用和分布状况,这才是提高中国卫生人力资源分布公平性
的关键。"①因此,在我国各省份卫生资源达到一定程度之后,我们尤其要关

① 葛万龙、王国华、李翠等:《中国卫生人力资源现状研究》,《中国医院管理》2009 年第
12 期。

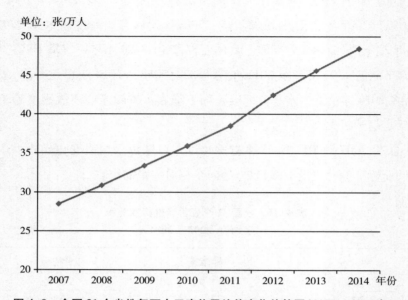

图 4-9　全国 31 个省份每万人口床位平均值变化趋势图（2007—2014 年）

资料来源:国家卫生和计划生育委员会:《2015 中国卫生与计划生育统计年鉴》,中国协和医科大学
　　　　出版社 2015 年版,第 76 页。

注其分布的公平性问题。

　　1.绝对公平与相对公平。省际的卫生资源绝对公平是指大部分省份的卫生资源配置在 2007—2014 年期间,总体水平在时间纵轴上有所提高。相对公平是指省际的卫生资源配置在同一时间相对的差距有所缩小。2007—2014 年全国 31 个省份卫生技术人员分布绝对数量在增长,而总体差距在缩小。31 个省份每万人口床位平均值变化趋势为逐年上升,标准差一直呈下降趋势,趋向于相对差距缩小。可见,我国 31 个省份的卫生资源公平在增长,相对公平也在不断改善之中。有相关的资料可以佐证这一结论。"按人口配置,我国卫生人力资源的公平性比较高,基尼系数以及差别指数都小于 0.1。"①

---

　　①　毛瑛、刘锦林、杨杰:《2011 年我国人力资源配置公平性分析》,《中国卫生经济》2013年第 8 期。

单位：张/万人

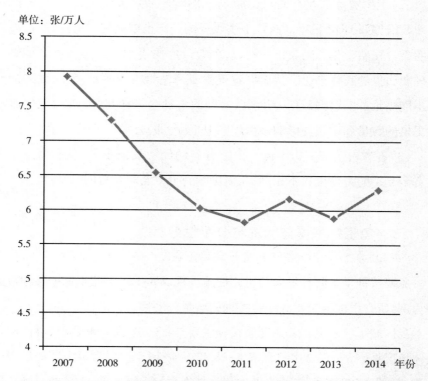

图 4-10 全国 31 个省份每万人口床位标准差变化趋势图（2007—2014 年）

资料来源：国家卫生和计划生育委员会：《2015 中国卫生与计划生育统计年鉴》，中国协和医科大学
出版社 2015 年版，第 76 页。

2. 原因分析。造成我国 31 个省份卫生资源公平性状况的原因，主要有：（1）地理因素。相关研究表明我国卫生资源在地理分布上处于不公平的状态。如四川省床位和卫生技术人员按地理分布的基尼系数为 0.776 和 0.789[1]，重庆床位和卫生技术人员按地理分布的基尼系数为 0.578 和 0.572[2]。卫生资源配置的基尼系数在 0.5 以上都是处于不公平状态。显然，地理是影响资源分布不公平的原因。

---

[1] 张瑞华、何思长、赵大仁等：《新医改前后四川省卫生资源配置的公平性分析》，《重庆医学》2016 年第 13 期。
[2] 张彦琦、唐贵立、王文昌等：《重庆市卫生资源配置公平性研究》，《重庆医学》2008 年第 2 期。

（2）卫生资源投入不足。目前，我国的行政绩效考核主要是经济发展，各地政府偏好 GDP 数字。医疗卫生服务的产出很难测量，且短时间内效果不明显。在城市化和工业化的时代，各级政府更愿意将资金投入到能够产生现实回报的其他产业。从而导致卫生资源总量投入不足，大多数人的要求不能满足。"我国投在卫生领域的资源占社会资源比例较少，卫生服务所提供的数量和质量受影响进而损害卫生服务的公平性。"①

（3）各省份经济实力不同。由于各省的经济发展水平不同，为卫生提供资金支持的力度也各不相同，从而影响到卫生资源配置的公平性。

三、免疫接种覆盖状况与公平性分析

（一）城乡 5 岁以下儿童免疫接种覆盖状况

免疫接种是预防传染病的重要措施。现以 5 岁以下儿童免疫接种覆盖率为例，研究中国卫生系统免疫接种的城乡公平性。

我国城乡 5 岁以下儿童免疫接种主要是百白破、麻疹和乙肝 3 种疫苗，具体情况见表 4-16、表 4-17、表 4-18 和表 4-19。数据为卫生部妇幼卫生监测网所监测的数据，来源于卫生与计划生育的统计年鉴，大体能反映全国的状况。

2003 年城乡总体 5 岁以下儿童百白破的免疫接种完成率为 88.4%，2013 年为 92.5%，2013 年比 2003 年高 4.1 个百分点。2003 年城市和农村完成率相差 4.7 个百分点，2013 年完成率相差-2.5 个百分点。城市和农村的免疫接种完成率相对差距缩小。值得注意的是，2013 年农村接种完成率高于城市。

2003 年城乡总体 5 岁以下儿童麻疹免疫接种完成率为 94.3%，2013 年为 97.3%，2013 年比 2003 年高 3 个百分点。2003 年城市和农村完成率相差 3 个百分点，2013 年完成率相差 0.2 个百分点。城市和农村的完成率相

① 曾望军、邬力祥：《我国卫生服务公平性问题的研究与展望》，《中国公共卫生管理》2012 年第 5 期。

对差距缩小。值得注意的是,2013 年城市和农村接种完成率基本一致。

　　2003 年城乡总体 5 岁以下儿童乙肝免疫接种完成率为 80.2%,2013 年完成率为 93.3%,2013 年比 2003 年提高了 13.1 百分点。2003 年城市和农村的完成率相差 16.3 个百分点,2013 年完成率相差 -0.6 个百分点。城市和农村的免疫接种完成率相对差距缩小。值得注意的是,2013 年农村接种完成率略高于城市。

表 4-16　城乡 5 岁以下儿童百白破接种完成率　　单位:%

地区分类	2003 年	2008 年	2013 年
城　　乡	88.4	90.7	92.5
城　　市	93.3	84.0	91.0
农　　村	88.6	92.0	93.5

资料来源:国家卫生和计划生育委员会:《2015 中国卫生与计划生育统计年鉴》,中国协和医科大学出版社 2015 年版,第 215 页。

表 4-17　城乡 5 岁以下儿童麻疹疫苗的接种完成率　　单位:%

地区分类	2003 年	2008 年	2013 年
城　　乡	94.3	92.1	97.3
城　　市	96.7	93.6	97.5
农　　村	93.7	91.8	97.3

资料来源:国家卫生和计划生育委员会:《2015 中国卫生与计划生育统计年鉴》,中国协和医科大学出版社 2015 年版,第 215 页。

表 4-18　城乡 5 岁以下儿童乙肝疫苗接种完成率　　单位:%

地区分类	2003 年	2008 年	2013 年
城　　乡	80.2	93.3	93.3
城　　市	93.0	90.9	93.0
农　　村	76.7	93.8	93.6

资料来源:国家卫生和计划生育委员会:《2015 中国卫生与计划生育统计年鉴》,中国协和医科大学出版社 2015 年版,第 215 页。

表 4-19 2003 年与 2013 年 5 岁以下儿童免疫接种城乡差距 单位:%

品　　种	麻　疹		疫　苗		乙肝疫苗	
年　份	2003	2013	2003	2013	2003	2013
城乡差距	4.7	-2.5	3.0	0.2	16.3	-0.6

资料来源:国家卫生和计划生育委员会:《2015 中国卫生与计划生育统计年鉴》,中国协和医科大学出版社 2015 年版,第 215 页。

（二）城乡 5 岁以下儿童免疫接种覆盖公平性分析

城乡 5 岁以下儿童免疫接种完成率,反映城乡在儿童卫生保健状况方面的公平性。

1. 绝对公平。儿童免疫接种覆盖绝对公平是指城乡 5 岁以下儿童免疫接种率在 2003—2013 年期间,总体状况的纵向提升。5 岁以下儿童百白破、麻疹和乙肝等疫苗的接种完成率分别从 2003 年的 88.4%、94.3% 和 80.2% 提高到 2013 年的 92.5%、97.3% 和 93.3%。从数据上可以发现,城乡的儿童免疫接种完成率都有所增长并且均在 91% 之上。由此可见,城乡总体的儿童免疫接种的绝对公平有所提升。

2. 相对公平。儿童免疫接种覆盖相对公平是指城乡 5 岁以下儿童免疫接种率在同一时间,城乡之间的相对差距变小。如表 4-19 显示,2013 年城市和农村 5 岁以下儿童免疫接种覆盖率差距相当小,并且出现了农村比城市稍好的状况。总体而言,城市和农村的 5 岁以下儿童免疫接种完成状况是比较公平的相对公平,城市和农村趋向平等。

3. 原因分析。城乡免疫覆盖率不断提高,儿童免疫状况整体得到改善,很大程度上归功于:(1)国家高度重视妇幼保健工作。目前,中国妇幼事业正面临难得的国内和国际发展机遇。一方面,妇幼卫生作为公共卫生的重要组成部分,越来越受到重视,国家的财政投入力度也进一步加强。另一方面,深化新医改的各项政策措施为妇幼卫生事业发展提供了更加有力的环境和条件。国家"十二五"规划以改善民生为核心,将妇女儿童主要健康指标列入经济和社会发展规划,明确提出到 2015 年 5 岁以下儿童死亡率下降到 14‰,婴儿死亡率下降到 12‰的目标。为了落实这些目标,国家大力推动儿童疫苗接种工作,以保证儿童的生命安全和健康。(2)实施成本低。免疫接种覆盖率是一项基础性的疾病预防控制措施,投资少,而且效益高,具备广泛群众基础,在人群中易于推广。(3)母亲文化程度的高低是重要的影响因素。据有关研究,结果表明母亲文化水平越高,各种卫生知识懂得越多,就越能主动进行自我保健,越能主动要求对儿童进行免疫接种。(4)经济发展的促进作用。经济的发展为居民带来了生活水平的提高,同时为儿童的疫苗接种提供了现实条件,进一步促进了城乡儿童免疫覆盖水平的提升。

四、生殖健康服务覆盖状况与公平性分析

现以城乡孕产妇产前检查状况为例,进行我国城乡生殖健康服务覆盖公平性研究。城乡孕产妇产前检查状况有两个统计指标,一是一次以上检查率,二是五次以上检查率。两个指标有重复之处,一次以上检查率可能包括五次以上检查率。因为后一指标更能代表服务水平,因此,本书更重视后一指标。数据来源为第二至第五次中国卫生服务调查分析报告。

(一)城乡孕产妇生殖健康服务覆盖状况

1.城乡孕产妇一次以上产前检查状况

孕产妇产前检查率是指年内产前接受过一次及一次以上产前检查的产妇人数的百分比。我国城乡孕产妇一次及以上产前检查率情况,见图4-11。

如图4-11所示,1998年城乡总体孕产妇产前检查率为79.4%。其中,城市孕产妇产前检查率为86.8%,农村孕产妇检查率为77.6%。2013年城乡孕产妇产前检查率为97.8%。其中,城市孕产妇检查率为98.4%,农村孕产妇产前检查率为97.3%。

2013年与1998年相比,城乡总体孕产妇产前检查水平提高了18.4个百分点;城市孕产妇产前检查率提高了11.6个百分点;农村孕产妇产前检查率提高了19.7个百分点。1998年城市和农村孕产妇产前检查率相差9.2个百分点,2013年城市和农村孕产妇产前检查率相差1.1个百分点。

2013 年与 1998 年相比,城市和农村孕产妇产前检查率差距缩小了 8.1 个百分点,差距明显缩小。

从图 4-11 可观察 1998—2013 年城乡孕产妇产前检查率的变化趋势。农村孕产妇产前检查率与城乡总体的变化趋势相同,1998—2008 年增长较快,2008—2013 年变化缓慢。城市孕产妇产前检查率在 1998—2003 年变化较快,2003—2013 年增长缓慢。

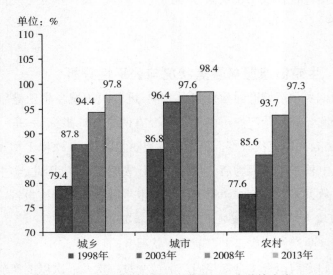

单位:%

图 4-11　国内城乡孕产妇一次及以上产前检查率

资料来源:《(第二—五次)国家卫生服务调查分析报告》,中国协和医科大学出版社 1999—2015 年版。

2. 城乡孕产妇五次及以上检查率状况

我国孕产妇系统保健管理要求孕产妇至少要接受五次产前检查。我国城乡孕产妇五次及以上产前检查情况,见图 4-12。

1998 年城乡总体孕产妇产前检查次数五次及以上比例为 33.41%。其中,城市比例为 64.12%,农村比例为 25.97%。2013 年城乡总体比例为 69.1%。其中城市比例为 77.4%,农村比例为 61.9%。

2013 年与 1998 年相比,城乡总体孕产妇产前检查五次及以上比例提高了 35.69 个百分点,城市提高了 13.28 个百分点,农村提高了 35.93 个百分点。1998 年城市和农村的差距为 38.15 个百分点,2013 年城市和农村的差距为 15.5 个百分点,2013 年与 1998 年相比,城乡差距明显缩小。1998—2013 年农村与城市产前检查率曲线呈喇叭口形状,趋向于差距缩小方向发展。

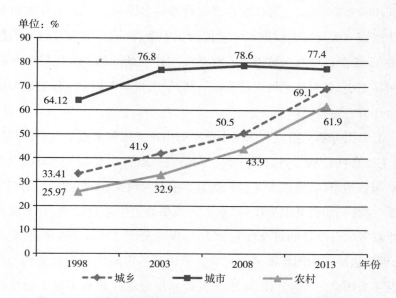

图 4-12 孕产妇产前检查次数五次及以上比例变化趋势图

资料来源:《(第二—五次)国家卫生服务调查分析报告》,中国协和医科大学出版社 1999—2015 年版。

(二)城乡生殖健康服务覆盖公平性分析

产前检查可以有效降低婴儿出生畸形的概率,提高孕产妇及婴儿的健康水平。孕产妇产前检查率反映妇女怀孕期间对卫生保健服务的利用情况。五次及五次以上孕产妇产前检查情况,用于进一步反映孕产妇对卫生保健服务利用的深度,更能反映卫生保健服务利用的公平性。

1.绝对公平。城乡生殖健康服务覆盖绝对公平是指在 1998—2013 年期间,在时间的纵向发展中,城乡孕产妇对卫生保健服务的利用水平有所提高,主要体现在产前检查率的上升。城乡总体孕产妇一次及以上检查率从 1998 年的 79.4%提高到 97.8%;五次及以上检查率从 1998 年的 33.41%提高到 2013 年的 69.1%,16 年提高了 1.07 倍。城乡孕产妇基本上保证了一次以上检查,然而五次及以上的孕产妇检查率尚低,绝对公平性尚有较大的提升空间。

2. 相对公平。相对公平是指同一时间点,城市和农村孕产妇对卫生服务利用的差距程度,主要体现在产前检查率差距缩小。2013 年城市和农村的孕产妇一次及以上检查率之差仅为 1.1 个百分点,五次及以上的检查率相差 15.5 个百分点。城市和农村孕产妇怀孕期间的卫生保健服务利用差距明显缩小,相对公平性明显改善。然而,农村孕产妇卫生保健服务深度与城市还有一定差距。

3. 原因分析。造成我国城乡孕产妇生殖健康服务覆盖公平性状况的原因,主要有:(1)我国政府推广普及妇幼卫生适宜技术。中国妇幼卫生事业发展报告指出,政府逐步完善妇幼卫生法制与政策,不断健全妇幼卫生服务体系,实施妇幼公共卫生项目,推广普及妇幼卫生适宜技术,着力提高妇幼卫生服务的公平性和可及性①。(2)地理可及性。城市交通便利,更方便就医,而偏远地区则困难得多。有学者指出到达医院的时间也是影响居民就诊的主要因素。② 据统计,城市居民距离最近医疗机构不足 1 公里的比例远远高于农村,城市居民 15 分钟内能到达最近的医疗点的比例也高于农村③。这在很大程度上为农村的孕产妇进行深度检查造成了不便。(3)受教育程度。有学者认为受教育程度影响卫生服务利用。受教育程度越高,孕产妇越注重产前检查。④

综上所述,可作如下结论:

1. 卫生服务利用的公平性可从反应性水平与分布、卫生人力资源与卫

---

① 《中国妇幼卫生事业发展报告(2011)》。

② 毛丽梅、方鹏骞、杨年红等:《中国贫困地区特困家庭经济、健康状况卫生服务利用分析评价》,《中国妇幼保健》2002 年第 7 期。

③ 《2013 第五次全国卫生服务调查分析报告》,中国协和医科大学出版社 2015 年版,第23—24 页。

④ 吴静、靳蕾、任爱国等:《21 个县卫生保健服务利用公平性及变化趋势》,《中国生育健康杂志》2003 年第 1 期。

生设施、免疫接种覆盖率、生殖健康覆盖率等方面进行分析。1999 年中国卫生系统反应性的水平和分布在世界排名分别为 88—89、105—106,属中等水平;在七个比较国家中分别排名第五、第六。之后,未发现类似排名,故本书不再作纵向比较。

1998—2013 年期间,城乡总体应住院未住院的比例、城市与农村应住院未住院的比例均呈下降的趋势,反映居民住院方面的公平性提高了。然而城乡总体两周就诊率有所下降,越来越多的居民没有得到应有的卫生服务,尤其是门诊服务。因此,城乡居民在卫生服务的利用上尚未得到充分提升,公平性有所欠缺。

2. 2007—2013 年时间段,中国的医生数量为 14.9 人/万人,在七个比较国家中排名第六,略高于全球平均水平。2006—2012 年,中国的床位数为 38 张/万人,在七个比较国家中排名为第三,超过美国与英国。

全国 2007—2014 年 31 个省份卫生技术人员平均值总体变化规律为呈增长态势,标准差总体呈下降态势。表明全国 31 个省份卫生技术人员分布绝对公平与相对公平增强了。31 个省份每万人口床位的绝对公平与相对公平亦增强了。

3. 中国免疫覆盖率公平性强。2013 年我国一岁以下儿童免疫接种覆盖率均达到 99%,高于世界平均水平,在七个比较国家中排名第一。国内城乡五岁以下儿童免疫接种国内城乡差距相当小,2013 年农村的免疫覆盖率略超城市,相对公平性强。

4. 中国生殖健康服务公平性强。中国孕产妇生殖健康覆盖中的避孕普及率、产前检查覆盖率、专业医护人员接生率、剖腹产率等指标均高于全球水平。在七个比较国家中排名均在前三位以上,相对公平性强。我国 2013 年城乡总体孕产妇一次及以上检查率为 97.8%。但是五次及以上检查率为 69.1%,反映孕产妇卫生服务利用深度不够,同时农村检查率比城市低 15.50 个百分点。

总之,中国卫生系统免疫覆盖率与生殖健康服务的公平性,无论是国际还是城乡均比较强。中国的医生数量的公平性在国际上表现一般,31 个省份的卫生技术人员的公平性较好。中国的床位数方面公平性强,在世界处于领先地位,省际间也相对公平。但是城乡居民在卫生服务的利用上尚未得到充分提升,公平性有欠缺。影响中国卫生服务可及性公平性的主要因素有:(1)经济发展水平阶段的不同。(2)中国政府高度重视妇幼工作。(3)各省份经济实力不同。(4)母亲文化程度。(5)地理可及性等。

第五章 中国卫生系统公平性的政策建议

"卫生政策是由政府或权威机构以人民健康为根本利益依据,制定并实施的关于卫生事业发展的战略与策略、目标与指标、对策与措施的总称"。① 为增进中国卫生系统公平性,本章提出针对性对策。

第一节 政策建议构建的框架

一、政策制定的过程与政策建议的构建框架

(一)政策制定的过程

卫生政策制定的过程包括政策性问题论证、政策性问题根源分析等 7 个环节。详见图 5-1。

本研究已完成前两个环节,可进入政策研制与可行性论证阶段。

(二)政策建议的构建框架

罗伯逊(Marc J. Roberts)等提出了"卫生系统绩效控制柄"理论。认为,"卫生系统存在五个类目(即五个'控制柄'——筹资、支付、组织、规制、行为),覆盖了改革者改善卫生系统绩效所涉及的机制和过程。"②所有对卫生系统的投入,都几乎通过这五个控制柄起作用,它们首先决定中间绩效

---

① 郝模:《卫生政策学》,人民卫生出版社 2005 年版,第 14 页。
② [美]罗伯逊等:《通向正确的卫生改革之路——提高卫生改革绩效和公平性的指南》,任明辉主译,北京大学医学出版社 2010 年版,第 31—35 页。

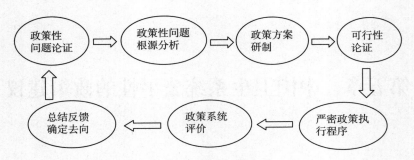

图5-1 政策研究的环节

资料来源:郝模、马安宁、罗力等:《"三医联动"改革快速突破的政策研究概述》,《中国医院管理》2002年第9期。

(效率、质量与可及性),进而决定绩效目标(健康状况、患者满意度和风险保护)。其机制见图5-2。

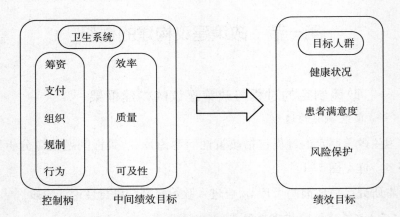

图5-2 卫生系统控制柄与卫生绩效的关系

我们可以视绩效目标为卫生系统的产出,新的政策便是对卫生系统的新投入,其投入与产出的关系适用"卫生系统绩效控制柄"理论。

根据卫生系统控制柄与卫生绩效的关系原理,本书提出政策建议构建框架,见图5-3。借助此框架,来分析新的政策作用于哪一个控制柄,如何通过此控制柄产出公平,从而确信此政策对于增进公平性是可行的。

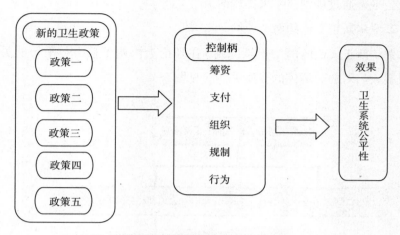

图 5-3　政策建议构建框架图

二、政策建议构建的依据

政策建议构建框架属于程序性知识,政策建议构建还需要实质的依据。本书认为此实质的依据有三个方面:理论、权威文献、本书前段的研究成果。具体详述如下:

(一)理论依据

1. 党的十八大提出的公平思想

党的十八大报告指出:"公平正义是中国特色社会主义的内在要求……逐步建立以权利公平、机会公平、规则公平为主要内容的社会公平保障体系,努力营造公平的社会环境,保证人民平等参与、平等发展权利。"[1]

那么,这三个"公平"之间的关系是怎样的呢?"权利公平是实现公平正义的逻辑前提和实践前提,机会公平是实现社会公平正义的必要条件,规则公平是社会公平正义的存在形式和重要保证。"[2]由此可见,权利公平和

---

[1]　《坚定不移沿着中国特色社会主义道路前进　为全面建成小康社会而奋斗——在中国共产党第十八次全国代表大会上的报告》,人民出版社 2012 年版,第 15 页。

[2]　王晓青:《习近平对公平正义思想的理论创新》,《中共贵州省委党校学报》2016 年第 1 期。

机会公平是通过规则公平来体现的。

2.罗尔斯正义论的两个原则

罗尔斯正义论的两个正义原则①在理论上协调了自由与平等的关系，也引起人们对弱势群体的普遍关注。见图5-4。

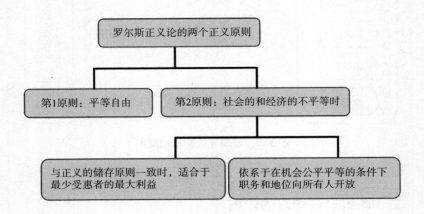

图5-4 罗尔斯正义论的两个正义原则

（二）权威文献依据

为分析方便,本书挑选了对世界卫生系统公平性产生过重大影响的3份文献和对中国有重大影响的1份文献。

1. WHO/SIDA 提出的卫生公平倡议书

1996年,WHO/SIDA 发出的《健康与卫生服务的公平性》(Equity in Health and Health Care) 卫生公平倡议书提出了6个基本理念,见表5-1。

表5-1 WHO/SIDA 卫生公平倡议书的6个基本理念

序 号	内 容
1	公平是指生存机会的分配应以需要为导向
2	公平要求减少不公平同时建立人们可接受的公平标准

---

① ［美］约翰·罗尔斯:《正义论》,何怀宏、何包钢、廖申白译,中国社会科学出版社1988年版,第302页。

续表

序 号	内 容
3	追求健康状况和卫生服务的进步,意味着努力减少不公平和不必要的社会差距,同时作出有效的措施促进健康和卫生服务公平
4	健康状况和卫生服务的公平是伦理性和实用性观点的结合
5	健康状况和卫生服务公平应是合理地分配医疗资源,建立合适的医疗体系,以及卫生费用是可支付的
6	这一行动涉及可避免的健康状态以及在卫生保健方面的差距。健康状况差距的不断加大可能是影响经济或社会政策的最敏感的指标之一;卫生保健部门的反应,可能不会产生有效性和效率

资料来源:World Health Organization, Equity in health and health care :a WHO/SIDA initiative, Geneva, 1996:15.

2. Margaret Whitehead 提出的卫生公平 7 个原则

著名卫生公平专家 Margaret Whitehead 于 1991 年,代表世界卫生组织欧洲地区委员会提出了关于公平性政策制定的 7 个原则。内容见表 5-2。

表 5-2 **Margaret Whitehead 提出的卫生公平 7 个原则**

序 号	内 容
1	公平性政策应关心改善生活和工作条件
2	公平性政策应该引导人们养成更加健康的生活方式
3	公平性政策要求确切的承诺把势力和决策权分散,鼓励人们参与到政策制定的各个阶段中去
4	医疗卫生和各个部门之间的行为对影响人群健康评估
5	在国际范围内,相互关心和相互管制
6	卫生保健公平性是基于每个人都可以获得高质量的卫生服务
7	公平性政策应建立在合理的研究、监测和评价的基础上

资料来源:Margaret Whitehead, *The concepts and principles of equity and health*, *World Health Organization Regional Office for Europe*, *Copenhagen*, 2000:10-14.

3. 发展中国家卫生改革的 9 个"公平性标志"

丹尼尔斯根据对美国医疗改革所提出的十个"公平性标记",与其他几位学者一道专门对发展中国家研制了 9 个"公平性标志",这是对卫生公平进行评价的标准。见表 5-3。

表 5-3　发展中国家的 9 个"公平性标志"

序　号	内　　　　容
1	跨部门公共卫生
2	公平准入的财务障碍
3	准入的非金融障碍
4	福利和分层的综合性
5	财务之公平性
6	医疗的效果、效率和质量
7	管理效率
8	民主责任和授权
9	患者和服务提供者的自主性

资料来源：Norman Daniels, J. Bryant, R. A. Castano, O. G. Dantes, K. S. Khan, & S. Pannarunothai, *Benchmarks of fairness for health care reform: a policy tool for developing countries*, *Health Systems*, 1999, pp. 740-750.

4. "健康中国 2020"战略的 8 条政策建议

2012 年 8 月 17 日,中国卫生部发布的《"健康中国 2020"战略研究报告》,对提高中国卫生系统公平性有重要作用。研究报告提出了 8 条政策建议,摘录形成表 5-4。

表 5-4　"健康中国 2020"战略的 8 条政策建议

序　号	内　　　　容
1	建立促进国民健康的行政管理体制和形成医疗保障与服务统筹一体化的"大卫生"行政管理体制
2	健全法律支撑体系,依法行政
3	适应国民健康需要,转变卫生事业发展模式。从注重诊疗到预防为主、防治结合转变,实施关口前移
4	建立与经济社会发展相适应的公共财政投入政策与机制,通过增加政府投入和社会统筹,将个人现金卫生支出降低到 30% 以内
5	统筹保障制度发展,提高基本医疗保障筹资标准和补偿比例,有序推进城乡医保制度统一、管理统一
6	实施"人才强卫"战略,提高卫生人力素质
7	充分发挥中医药等传统医学优势,加快中医药继承和创新
8	积极开展国际交流与合作

资料来源：《"健康中国 2020"战略研究报告》,人民卫生出版社 2012 年版,第 5—6 页。

（三）本书前段的成果依据

本书前段对中国卫生系统的公平性进行了规范研究与实证研究，形成了许多论断，为政策建议的构建打下了基础。

第二节　增进卫生系统公平性的具体政策建议

基于上述框架，本书提出 5 条具体建议以增进我国卫生系统的公平性。政策建议与控制柄及公平性三者的关系，见图 5-5。

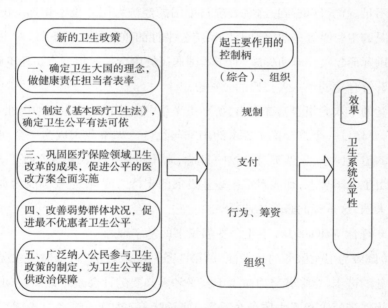

图 5-5　政策建议与控制柄及公平性三者的关系

一、确立卫生大国的理念，做健康责任担当者表率

中国在领土、人口、军事及经济等方面均是世界大国，此处的卫生大国特指中国的卫生投入与成果，应当与其作为世界第二大经济体的地位相称；卫生事业发展与国际水平接轨，能为世界各国树立榜样和提供借鉴经验，同

时让中国人民感受到卫生公平并为此自豪。确立卫生大国的理念,是经济大国的逻辑发展。中国正迈向世界舞台的中央,我国卫生事业的发展也同样应当具有世界眼光。

(一)依据

1. 卫生投入与世界水平差距过大

从公平性角度看,自1949年以来,我国卫生系统的发展可以归结为:从典范到低谷,再到目前的重整三个阶段。我国2012年卫生总费用占GDP比重为5.4%,在七个比较国家中排名第六位;远低于同期全球平均水平(8.6%),亦不及1997年的全球平均水平(7.9%),反映出我国卫生投入的严重不足。也可以看到,这些表现与中国的经济大国地位不相称。出现这种情况的主要原因是政府对卫生系统公平性的重要性认识不足,对卫生大国的国际形象关注有所偏颇,对于本国居民健康责任的担当意识还不够强。

2. 符合党的十八大提出的公平思想

党的十八大报告明确提出,公平正义是中国特色社会主义的内在要求,因此,要建设一个符合正义要求的国家与社会。如果我国成为一个弱小且落后的卫生国家,显然不符合这一理念,它不可能给人民带来公平。故而,确立卫生大国理念,加大对卫生事业发展的支持力度,促进我国成为真正的卫生大国,这是我们必然的选择。

3. 符合WHO/SIDA卫生公平倡议书的基本理念

《健康与卫生服务的公平性》的第3条基本理念是"追求健康状况和卫生服务的进步,意味着努力减少不公平和不必要的社会差距,同时作出有效的措施促进健康和卫生服务公平"。这意味着,要举一国之力才能完成这一艰巨的任务。

4. 符合"健康中国2020"战略第8条建议要求

"健康中国2020"战略的第8条建议为"积极开展国际交流与合作"。

5. 符合全球健康的理念

"经济全球化推动资本、技术、劳务和商品的全球化,使得世界各国在健康领域面临共同的脆弱性。世界卫生组织指出,无论一个国家多能干、多富有或者拥有多先进的技术,它也无法独力预防、查明、应对所有的公共卫生威胁。健康已经超越了单纯医学范畴,上升为重大社会问题和非传统国家安全新议题。"①中国经历了严重急性呼吸综合征(SARS,Severe Acute Respiratory Syndromes)爆发的考验之后,加深了对全球健康理念的理解。一个脆弱的卫生系统可能会危害世界,一个强大的卫生系统也可能难以独善其身。

(二)与筹资、组织控制柄的关系

卫生大国的理念确立之后,会对卫生系统产生全面的影响。对5个控制柄都会起作用,但主要是筹资与组织。经济是影响卫生系统的首要因素,政府通过筹资这一控制柄,合理分配政府、社会、个人卫生资金的比例,保证充足的卫生投入。另外,卫生变革往往伴随着组织的改变。为了建设卫生大国,国家将会进行一系列的卫生变革,进而影响组织这一控制柄。比如"健康中国2020"战略的第1条建议提出:"建立促进国民健康的行政管理体制和形成医疗保障与服务统筹一体化的'大卫生'行政管理体制。"另外,通过分级诊疗,将医院与社区卫生服务中心进行更有约束力的功能定位。

二、制定《基本医疗卫生法》,确保卫生公平有法可依

目前的卫生改革文件颇多且所绘制的蓝图也相当美妙,但是,实施起来往往大打折扣。卫生改革涉及利益格局的调整,有必要将其上升到法律层面,增强其权威性,提高执行的效率。既然健康权是基本人权,我们可以遵照《中华人民共和国义务教育法》的思路,制定《中华人民共和国基本医疗卫生法》(以下简称《基本医疗卫生法》),以保障公民获得基本卫生服务的权利。

(一)依据

1.符合党的十八大的公平思想

正义不仅是法的基本标准,也是法的评价体系。卫生公平不仅体现为

① 毛宗福、毕勇毅、陈华等:《国际化—复合型公共卫生创新人才培养的实践》,《中华疾病控制杂志》2013年第17期。

卫生秩序的维护,更要体现为保证公民获得机会公平与权利公平。《基本医疗卫生法》就是要保护居民和医疗卫生机构的权利,并确定政府的职责。法治社会是美好的社会,卫生法治理应成为其组成部分。

2. 与"健康中国 2020"战略的第 2 条建议相契合

"健康中国 2020"战略第 2 条建议为:"健全法律支撑体系,依法行政。"这是实现健康中国战略的政策建议,也可以作为增进卫生系统公平性的建议。

3. 符合世界经济大国基本卫生服务立法的潮流

目前,中国还没有保障公民获得基本卫生服务权利的专门法典,而其他比较国家都有了法典或者在宪法层面给予了保障。如美国 1972 年实行国家卫生服务法,英国 1948 年实行国民卫生保健法,日本 1961 年实行国民保险法,俄罗斯 1991 年实行居民医疗保险法,而巴西的 1988 年新宪法规定全体国民拥有享受免费基本医疗卫生服务的权利,印度第一部宪法规定所有国民都享有免费医疗权利。以上国家都是世界经济大国,由此可见世界经济大国基本卫生服务立法的潮流。

(二)通过规制控制柄发挥作用

"规制是指政府机构、社会组织以及公众对国家社会生活的诸多领域及其活动施加影响、实施规范和管控等多种行为的总和。……规制的实施过程是一个循环链条,当违背利益群体的利益或偏离价值准绳等现象时,必然会产生规制需求。"此处所指的规制是指运用国家强制性来改变卫生系统的组织和个人行为。为了保证卫生系统按照设定的目标发展,需要对一定的制度加以规范,因此卫生系统应该设立必要的规制。因为它具有强制性,所以往往是有效的,但是要谨慎使用,防止规制过多过滥。

卫生法律的实施不仅可以促进公平,提高卫生系统的平等可及性,还可以矫正市场的失灵,减少负外部性。法律体现公平正义,卫生法律亦如此。最重要的是,法律比政策规制更权威,法律也是医疗卫生改革中最可靠、最高效的重要手段之一。所以,通过制定《基本医疗卫生法》,优先保障公民的基本医疗卫生需求,使中国卫生改革能在法律的保障之下运行,从而增进卫生系统的公平性。

（三）卫生立法的具体建议

《基本医疗卫生法》应立足于保障公民健康权益，从法律层面明确卫生事业性质、卫生基本制度、公民健康权利、政府卫生投入等重大问题。《中华人民共和国基本医疗卫生法（草案）》的专家意见稿提出[1]：1."第六十一条国务院卫生和计划生育行政部门会同国务院财政、人力资源和社会保障部门制定《国家基本医疗卫生保障金管理办法》"。2."第四十四条国务院卫生和计划生育行政部门主管国家基本医疗卫生服务，并根据相关法律制定《国家基本医疗卫生服务管理办法》报国务院批准。第四十五条制定《国家基本医疗卫生服务目录》和《国家基本医疗卫生服务目录调整方案》。"

笔者认为，有必要尽快建立基本医疗卫生保障金制度。落实好国家基本医疗卫生资金的筹集和使用，就要落实好中央和地方政府财政对基本医疗卫生保障金投入的比例。政府主导对基本医疗卫生保障金的投入，切实减少个人卫生支出，需要健全卫生资金的监督体系的法制，增强对卫生资金的监督管理，以防被挪作他用和截留，保证卫生资金及时足额投入，运行公开透明，受人民监督。同时减少资金在中间环节的损失，确保卫生资金专款专用。

笔者认为应该尽快建立国家基本医疗卫生服务制度。在卫生立法中，制定《国家基本医疗卫生服务目录》，提高基本医疗服务的法制化、规范化、标准化，加强基本医疗卫生服务的可及性，保障居民的基本医疗卫生服务需求和利用。

三、巩固医疗保险领域卫生改革的成果，促进公平的医改方案全面实施

（一）成果分析

中国的新医改包括四个领域：医疗服务、公共卫生、医疗保障以及医药

---

[1] 《中华人民共和国基本医疗卫生法（草案）》，2016 年 6 月 11 日，见 http://wenku.baidu.com/view/a7deb0475fbfc77da269b1b4.html。

供应。相对而言医疗保障与公共卫生的成就比较突出,尤其是医疗保障。2014年国内卫生费用分担比例为:政府承担30%,社会承担38.1%,个人承担32%。2013年城乡基本医疗保险覆盖率超过了95%;新农合与城镇居民基本医疗保险财政补贴标准为320元/人,个人经费承担标准为90元/人,这些在很大程度上缓解了"看病难、看病贵"的问题。而作为医疗服务领域改革重点的公立医院,目前仍然是自负盈亏,根源还是政府投入不足。药品价格仍然虚高,招标制度也没能从根本上解决这一问题。医疗、医保、医药"三医"联动改革局面未能形成。"三医"联动固然是好,但是选择医保作为突破口,带动医疗、医药两项改革也是目前可靠的选择。医保、医药、医疗处于同一卫生系统中,彼此之间相互影响,牵一发而动全身。随着医保改革的不断深入,借助卫生服务购买方式,通过卫生系统中的筹资与支付两个控制柄,促进医疗服务、医药体系的改革。为此,本书提出巩固医疗保险领域卫生改革的成果,促进公平的医改方案全面实施的政策建议。

(二)依据

1. 符合WHO/SIDA卫生公平倡议书第5条基本理念

该倡议书第5条基本理念是"健康状况和卫生服务公平应是合理地分配卫生资源,建立合适的医疗体系,以及卫生费用是可支付的"。巩固医保改革的成果,能推动健康和卫生服务公平的发展。

2. 符合"健康中国2020"战略的第4、5条建议

该战略的第4条建议是"建立与经济社会发展相适应的公共财政投入政策与机制,通过增加政府投入和社会统筹,将个人现金卫生支出降低到30%以内。"第5条建议是:"统筹医疗保障制度发展,有序推进城乡居民医保制度统一"。

(三)通过支付控制柄发挥作用

支付决定在什么条件下服务提供者(以下称医院)可以获得哪些资源,它决定了医院的激励机制。支付方式有多种,不同的支付方式产生不同的激励,从而影响医院与医生的医疗行为及其公平性。支付方式通常有:按项目付费、按天数付费、按人头付费、按病例付费等。比如按项目付费,对医疗

决策和支出的影响是：提供者喜欢这种方式；每位患者的服务数量和提供问题增加；由于治疗，质量可能下降。每种支付方式都有其利弊，可以通过保险方式，由保险机构组合这些支付手段，从而发挥其最佳效果。

（四）具体策略

1. 政府预算资金多投医保、少投医院

政府预算除了医院基本建设之外，少向医院直接投资，而将这些资金投向医疗保险机构，由医疗保险机构向医院购买服务。医院通过购买医疗保险服务方式，获得收入以维护其正常运作。这样保险机构就可以组合各种支付手段，购买医疗服务并且达到最佳效果。"健康中国 2020"战略中要求个人现金卫生支出应降低到 30% 以内。政府要发挥其在卫生领域中的主导作用，继续加大财政投入，加强资金的组织能力，将个人卫生支出降低到 30% 以内及至更低，即把卫生现金支付做小，社会医疗保险做大。

2. 推进医疗保险供方支付方式改革

支付体系决定患者需要为服务支付多少钱，从而影响患者和卫生服务提供者等相关参与者的利益。世界卫生组织建议减小现金支出，推荐加强社会保险。通过积极推进医疗费用支付方式改革，先确定采用什么样的支付方法，再确定付费率或者付费水平。医疗保险供方的支付方式可以以总额预算支付为主，按服务项目、按病例组合调整的住院人次（诊断相关组，DGRs）等多种付费方式并存。总额预算制的费用结算简单，能节省管理费用，从而调动各级医疗机构自觉控制医疗费用的积极性，控制医疗费用的不合理增长。

3. 发展和完善医保"三险合一"，提高医疗保险的风险防范能力

医保"三险合一"是指由城镇职工基本医疗保险、城镇居民基本医疗保险和新型农村合作医疗共同构成的保障体系。医保"三险合一"有利于消除城乡医疗保险的制度差异和城乡居民身份的界限，体现制度的公平普惠；有利于维护保障城乡居民的健康。

具体做法是：（1）合并资金池。在不降低任何一种保险待遇的条件下，保险资金合并使用，但是待遇可以暂时不统一。这样做可以增强风险的防

范能力,提高资金的效率。(2)路径上可考虑优先合并城市居民医疗保险与新农合,待条件成熟再合并城镇职工医疗保险。因为前两个保险待遇比较低,国家的补助也相近,可以先合并。但是,为了防止合并后待遇降低的情况出现,政府要先安排好预算,否则不能进行合并。

四、改善弱势群体状况,促进最不优惠者卫生公平

弱势群体(最不优惠者)主要是指农村贫困人口、城市贫困人口、妇女儿童、老年人、失能人群等。有的弱势群体成员既是穷人,又是病人,难以支付医疗费用,健康水平也难以得到保障;也有人"因病致贫""因病返贫"。

(一)依据

1. 与罗尔斯正义论的第 2 个原则相契合

在罗尔斯看来,不能为了多数人的利益,白白牺牲少数人的权益。而弱势群体(最不优惠者)往往是最容易被侵犯的人群,因此正义论不遗余力地保护了弱势群体。所以,在卫生政策制定的过程中需要加强对弱势群体的关注和照顾,不能一味地平等对待。比如在卫生筹资公平性方面,要保证民众的医疗支付应与其支付能力呈正相关,即穷人或弱势群体比富人支付更少的费用,才能提高民众基本医疗卫生服务的可及性均等化,提高患者的满意度和风险保护。

2. 符合 WHO/SIDA 卫生公平倡议书第 1 条基本理念

该倡议书第 1 条基本理念是:"公平性意味着公正。它强调人们生存机会的分配应以需要为导向,而不是取决于社会特权。"

3. "健康中国 2030"规划纲要

2016 年 8 月中央审议通过了"健康中国 2030"规划纲要,该纲要强调要突出解决好妇女儿童、老年人、残疾人、流动人口、低收入人群等重点人群的健康问题。

(二)通过筹资、行为控制柄发挥作用

改善弱势群体状况是通过筹资、行为这两个控制柄起作用的。一是通过筹资控制柄减轻弱势群体的医疗负担。通过加大政府卫生资金投入、合

理设计税收、经费配套、征收减免、特殊补助等方式改善弱势群体状况,减少"因病致贫""因病返贫"的现象。二是借助行为控制柄改变弱势群体的一些行为,包括寻求治疗行为、生活方式和预防行为。

(三)改善弱势群体状况的重要路径

1.改善贫困地区人群健康,缩小健康差异

"大幅度提高和改善贫困地区和贫困人群的健康水平是提高健康公平性的重要举措①。""健康中国 2020"战略中的 21 项行动计划中包括改善贫困地区人群健康行动计划,且农村地区的医疗服务是需求大于供给的。还有,绝大多数的贫困人群因为无法支付高额的费用而放弃就医,拉大了与富裕人群的健康差异。因此,中国在卫生政策制定过程中,需要着重三个方面:

首先,应重点改善贫困地区和贫困人群的健康。建议在卫生资金投入等方面继续向中、西部地区农村倾斜,为基层卫生机构配备必要的医疗人员和基础设备,缓解农村就医需求压力大的局面。其次,加大对贫困地区人群的卫生帮扶工作,建立健全农村贫困人口最低生活保障制度和医疗救助体系,保证每个人都可以获得卫生服务。优先确保弱势群体参加医疗保险或者医疗救助,使得弱势群体不会因为无法支付医疗费用而放弃就医。最后,还可以开展针对当地贫困人群存在的问题,给予特殊的帮扶和照顾,最大限度地缩小健康差异。

2.改善老年人群的健康状况,提高老年人的生活质量

一是通过提高基础设备和硬件设施来提高老年人的健康状况,使老年人可以获得高质量的基本医疗卫生服务;二是定期开展健康教育。各级医院和社区等应定期给老年人开展健康教育,科普健康知识,引导老年人采取更积极健康的生活方式。最重要的是,要重点解决老年人口贫困问题,使每位老年人都有机会获得高质量的卫生服务,追求高质量的健康生活,有利于减少不公平和不必要的社会差距。

---

① 《"健康中国 2020"战略研究报告》,人民卫生出版社 2012 年版,第 70 页。

3. 改善孕产妇女和儿童的状况,缩小差距

2013 年中国的孕产妇死亡率比 1990 年下降了 73.33%,于 2015 年实现了联合国千年发展目标。但是 2013 年中国孕产妇死亡率大致相当于美国、英国 1990 年的水平,远不及日本。我国 2013 年城乡总体孕产妇一次及以上检查率为 97.8%。但是五次及以上检查率为 69.1%,反映孕产妇卫生服务利用深度不够,同时农村检查率比城市低 15.5 个百分点。国内城乡婴儿死亡率、城乡五岁以下儿童死亡率有一倍以上差距,相对公平略差。这些数据都表明,有必要改善孕产妇女和儿童的状况,缩小健康与卫生服务利用的差距。

五、广泛纳入公民参与卫生政策的制定,为卫生公平提供政治保障

卫生费用的筹资主体虽然有政府、社会与个人三类,但是归根到底都是来自居民。因此,居民理应有权决定如何分配资金。然而,目前中国居民在卫生领域的话语权还比较弱,参与管理的程度比较低。鉴于今时公民参与政策制定已成为衡量现代社会民主化程度和水平的一项重要指标,因此提出广泛纳入公民参与卫生政策的制定,为卫生公平提供政治保障的政策建议。

公民参与(citizen participation)是指公民介入卫生政策制定的过程,影响卫生政策制定与执行的一系列活动。"公民参与不应该仅仅停留在政策议题的形成上,而应该拓展到政策的执行上。在新公共服务中,公民的参与不仅限于设置问题,公共组织还应该致力于加强和鼓励公民参与政策制定和执行的各个环节。"[①]

(一)依据

1. 理论与权威文献依据

党的十八大提出了规则公平,而要实现规则公平,公民参与政策的制定是其中必要的环节。

---

① [美]罗伯特·B.登哈特:《公共组织理论》,扶松茂、丁力译,中国人民大学出版社 2011 年版,第 154 页。

Margaret Whitehead 的第 3 个原则指出，"公平性政策要求确切的承诺把势力和决策权分散，鼓励人们参与到政策制定的各个阶段中去。"

发展中国家 9 个"公平性标志"的标志 8 为："民主责任和授权"。民主责任和授权表明，公民在有发达民主传统的国家中发挥着关键性作用，既因为它推动公共当局在公共和私人部门解决问题，同时有利于提高管理效率和质量。

2. 我国公民参与公共政策制定的现状

目前，我国公民参与公共政策制定的方法有专家论证会、专家参与政府的政策课题研究、听证制度、人民代表大会等重大会议的旁听制度、信访制度、社情民意反映制度、专家咨询制度、政治团体活动等形式。但是参与的力度与参与的人员还不够。我国公民也可以通过以上的方法参与卫生政策制定和执行，比如政府卫生费用的使用、流向的建议与监督。

（二）与组织控制柄的关系

组织是政府调整卫生市场提供者的各种机制，影响他们的角色定位、结构与功能。组织改变了，那么现存的卫生服务提供者组织类型及其结构也会发生相应的改变，其功能也会产生变化。政府及公民的参与，可以改变卫生系统组织间的互动，改变卫生系统与其他政治、经济系统的关系，影响其原先获得生存所需资源的路径。公民参与卫生政策制定能够分散卫生部门的权利，增加提供者的责任，促使其改进工作，提高其绩效，实现卫生系统的公平性。

（三）公民参与卫生政策制定与执行的具体建议

1. 倡导人人参与，代表更要积极参与

公民皆有权利参与卫生政策制定与执行。当然，实践中，有时要符合必要的形式要件。为了更加民主及富有效率，首先需要人民投票选出的各级人民代表，深入社区，真真切切了解居民在卫生领域里的需求。这样代表们在讨论法案的时候，才能做到有的放矢。代表们平时要就卫生政策问题，组织居民讨论，并向政府反映民意。其次，在社区的管理中，可以推举关心社区居民卫生政策问题的积极分子，将他们组织起来，让他们成为居民的代言人,参与政府政策的制定与执行。

2. 公民参与卫生资源规划的制定

卫生资源规划对于卫生事业的发展是必要的。但是,目前我国卫生资源规划存在行政干预过重、布局不均衡、结构不合理等问题。比如在规划中,偏向于限制私营医院,维持公立医院的垄断地位。结果导致医院数量过少,无法满足医疗市场需求和无法容纳足够的医生的局面。比如 2007 —2013 年,中国的医生数量为 14.9 人/万人,在七个比较国家中排名第六。美国、英国、日本、巴西、俄罗斯、印度等国平均每万人医生数量分别是中国的1.64 倍、1.89 倍、1.54 倍、1.27 倍、2.89 倍、0.47 倍。2007—2013 年全球每万人医生数量为 13.9 个,中国是其 1.07 倍。公民参与卫生资源规划可以反映居民的诉求,听取专家的专业意见,对于减小政府部门主观臆断及减少行政干预有一定的促进作用。目前,政府制定卫生资源规划,要求必须听取专家意见,再上人民代表大会讨论。公民参与卫生资源规划的意义更加彰显了。

3. 拓宽公民参与卫生政策制定和执行的渠道

拓宽公民参与卫生政策制定的渠道,不但要使参与的主体多元化,还要使参与的形式多元化。除了听取专家或政策研究团队的意见之外,还可以开展网络问政等新形式,让更多的人参与其中,使卫生政策制定的过程公开化、透明化。

以上分别论述了五条政策建议,这五条具体政策建议之间是相互联系的,第 1 条建议作为一个理念性的政策建议,与其他建议的联系更为紧密。各条建议的内容之间也可能会有交叉的地方。另外,改变任何一条政策都可能会影响到其他政策。

第三节　政策建议的执行力分析

执行力是指政策实施主体有效利用资源,并且按质按量完成目标的能力。美国著名政策学家格雷厄姆·艾利森(G. Alison)曾指出:"在达到政府目标的过程中,方案确定的功能只占 10%,而其余 90% 取决于有效的执行。"①由此,执行在卫生政策过程中的地位可见一斑。

"卫生改革者必须事先考虑执行问题——政策制定时必须把这些铭记在心。在执行问题上,需要事先考虑三个方面,一是国家的管理能力;二是公民对政府态度方面的差异;三是在全国范围内立即全面铺开,还是在有限范围内进行实证研究。在全国范围内全民推行某项新政策之前,可以考虑事先在少数城市或地区进行实验,以发现政策执行上的难点以及政策在逻辑上的缺陷。"②

一、确立卫生大国的理念政策的执行力分析

（一）中国在国际上主动承担责任,国际形象越来越好

G20 杭州峰会标志着中国从全球治理的观察国走到了核心国家的行列,在国际社会中作用日益彰显。据报道,"经济合作与发展组织秘书长古里亚对 2016 年 9 月初的 G20 杭州峰会给予充分肯定,认为中国作为主席国,展现了强大的领导力——在恰当的时间设置正确的议题,并在各成员以及国际组织之间建立起了有效的合作。"③在这一背景下,中国更加主动在国际上承担自己的责任,更加注重其在国际社会中的形象。"2016 年 9 月 19 日,李克强总理在第 71 届联大解决难民和移民大规模流动问题高级别会议中承诺中国将提供一亿美元的人道主义援助。多家欧洲媒体表示,中国是极少数做出具体承诺的国家之一。"④中国作为世界第二经济大国,虽人均 GDP 水平不高,但为了国际形象,为了担负全球健康责任,积极改善卫生方面的那些差强人意之处,也不是办不到的。

---

① 孙光:《政策科学》,浙江教育出版社 1988 年版,第 100 页。

② ［美］罗伯逊等:《通向正确的卫生改革之路——提高卫生改革绩效和公平性的指南》,任明辉主译,北京大学医学出版社 2010 年版,第 37 页。

③ 《中国展现强大领导力(回眸 G20 杭州峰会)——访经济合作与发展组织秘书长古里亚》,2016 年 10 月 4 日,见 http://world.people.com.cn/GB/n1/2016/1002/c1002-28755063.html。

④ 《外媒热议李克强联大讲话:献计难民危机 做出具体承诺》,2016 年 10 月 4 日,见 https://world.gmw.cn/2016-09/22/content_22107288.htm。

（二）中国有强大的统一行动能力

中国是单一制的国家，统一行动方面能力比较强，并且中国人民一贯识大体顾全局，人民对政府的动员往往是比较合作的。既然政府决心已定，加上其强大的领导能力，实施这一政策是可行的。当然，要进一步处理好中央与地方之间的事权与财权的划分，让地方政府办事时能够有足够的资金支持。由此，这一政策执行起来就更有保障了。

二、制定《基本医疗卫生法》政策的执行力分析

（一）中国有一定的法治基础，卫生立法基本可以运行

《基本医疗卫生法》已列入国家五年立法规划①。可以预见，此法将于近年颁布并实施。我国正在建设社会主义法治国家，已经具备了运行各种法律的法治基础，《基本医疗卫生法》的实施也不例外。

（二）《基本医疗卫生法》是良法，具有实施的基础

法治是人人遵守法律并且人们所遵守的法律皆为良法的社会状态。《基本医疗卫生法》保障居民的健康权益，保障享有基本医疗卫生服务权利。因此，它是一部良法，具备民众遵守法律的基础。

三、巩固医疗保险领域卫生改革的成果政策的执行力分析

国家对社会保障资金的补助持续了多年的增长，今后维持原有的水平应该是没有问题的，至于能否保持原来的增长幅度则是不明确的。

（一）国家在健康领域组建了两个新机构

2018 年国家机构进行了调整，国家在健康领域组建了两个新的机构。一是组建国家卫生健康委员会。为推动实施健康中国战略，树立大卫生、大健康理念，把以治病为中心转变到以人民健康为中心，为人民群众提供全方位全周期健康服务，将国家卫生和计划生育委员会、国务院深化医药卫生体

---

① 《〈基本医疗卫生法〉已列入五年立法规划》，2015 年 6 月 8 日，见 http://news.youth.cn/jsxw/201411/t20141105_5988318.htm。

制改革领导小组办公室等机构职责整合,组建国家卫生健康委员会,作为国务院组成部门。主要职责是,拟订国民健康政策,协调推进深化医药卫生体制改革,组织制定国家基本药物制度,监督管理公共卫生、医疗服务和卫生应急,负责计划生育管理和服务工作,拟订应对人口老龄化、医养结合政策措施等。

二是组建国家医疗保障局。为完善统一的城乡居民基本医疗保险制度和大病保险制度,不断提高医疗保障水平,确保医保资金合理使用、安全可控,推进医疗、医保、医药"三医联动"改革,更好保障病有所医,将人力资源和社会保障部的城镇职工和城镇居民基本医疗保险、生育保险职责,国家卫生和计划生育委员会的新型农村合作医疗职责,国家发展和改革委员会的药品和医疗服务价格管理职责,民政部的医疗救助职责整合,组建国家医疗保障局,作为国务院直属机构。结束了近15年的医保分散管理历史,有利于提升管理效能,减少重复建设。主要职责是,拟订医疗保险、生育保险、医疗救助等医疗保障制度的政策、规划、标准并组织实施,监督管理相关医疗保障基金,完善国家异地就医管理和费用结算平台,组织制定和调整药品、医疗服务价格和收费标准,制定药品和医用耗材的招标采购政策并监督实施,监督管理纳入医保支出范围内的医疗服务行为和医疗费用等。

作为国务院组成部门的国家健康委员会与作为国务院直属机构的国家医疗保障局在促进居民健康方面可以相互配合、相互制约、相互促进,我国医疗保险方面的执行力将会得到增强。

(二)民众的态度方面

实行此建议,可能会遭到医院的反对。所以,首先要处理好医院的利益关系。医疗保险供方支付方式以总额预付制为主,虽然这种支付方式的费用结算简单,能够节省管理费用,有利于提高费用总量的控制力度,使得卫生资金的整体运行情况良好。但也容易降低医疗服务机构提供医疗卫生服务的主动性和积极性,增加了提供者承担风险的责任。医院在不能直接从患者中收费之后,如果它从政府购买服务的谈判中没有得到该得的,比如总费用较大幅度下降,无法维持医院运作,医院就会反对这一改革。因此,要设法保证医院收入不会因改革而下降,不能让医院和医生成为改革的牺牲者。

其次普通居民是持支持态度的。实行总额预算为主的支付方式,付费方不承担风险,能够控制医疗费用的不合理增长,减少"看病贵"的现象,保障了民众享有基本医疗卫生服务权益。这样,社会接受能力强,民众能适应此政策。另外医保"三险合一"的发展,能进一步减少"因病致贫""因病返贫"的现象,民众也无须担心因为大病而无法得到治疗的问题。

四、改善弱势群体状况政策的执行力分析

(一)医疗保险体系的支持系统比较完善

通过医疗保险制度改善弱势群体状况是最为重要的路径。目前我国社会医疗保险覆盖率比较高,又推行了社会医疗保险范围内的大病医疗保险,能有效解决因病致贫问题。目前要做的是保证个人负担部分能够缴纳,这就要通过多种形式来加以促进了。

(二)有国家医疗救助政策的支持

除了医疗保险,医疗救助也是一条可行的路径。"医疗救助是指对贫困人口中因病而无经济能力进行治疗的人实施专项帮助和支持的一种社会救助。其特点是政府主导,社会广泛参与。"①国家的医疗救助体系对贫困人群免费。这无疑可以改善弱势群体状况,减少"因病致贫""看病贵"的现象,缩小健康差异。另外,还有中国慈善事业及社会工作系统的支持。总之,改善贫困人群、老年人、妇女和儿童的健康状况,体现出了中华民族的尊老爱幼、乐施好善等优秀道德品质和优良的传统文化,具有社会文化的实施基础。

(三)卫生专项资金有时不能及时足额到位,运行不够公开透明

专门用于改善弱势群体状况的资金有时会出现层层克扣,被某些利欲熏心的政府官员贪污,导致拨付的卫生资金不能及时足额到位。同时,在资

---

① 郑功成:《社会保障学》,中国劳动社会保障出版社 2005 年版,第 266 页。

金的管理和运行方面,有些财政困难的地区将拨付的卫生资金沉淀,甚至挪作他用,不能做到专款专用。此外,资金的运行也不够透明公开,无法了解卫生资金是否真正足额到位。这些现象的存在,在一定程度上影响了政策的执行力。

五、广泛纳入公民参与卫生政策的制定政策的执行力分析

(一)国家的行政管理能力

国家相关的卫生政策制定与执行机构有较充足的人力、物力、财力、技术和信息资源,能为公民参与提供基本的条件。党的十九大指出:"实施健康中国战略。要完善国民健康政策,为人民群众提供全方位全周期健康服务。"[1]在这一战略的指引下,许多政策都要纳入健康的视野,为公民参与卫生政策的制定提供了广阔空间。政府具有组织专家论证、网络问政等公民参与的管理经验,各级政府工作人员在这一领域的素质也不断提高。同时,我国是人民当家作主的国家,政府与人民的根本利益是一致的,不存在根本的冲突。但是不可否认,政府个别工作人员有时担心群众在参与的过程中可能会出现过激的言论,因而对公民参与不太热衷,这在一定程度上影响了执行力。

(二)公民的民主意识不断提高,但思想上有一定的顾虑

随着社会经济的发展,公民的民主意识也不断增强。加之目前民众普遍关注中国卫生改革进程,群众参与卫生政策制定的热情高涨。但是部分民众对于参与卫生政策制定,也存在一些思想顾虑。受中国文化影响,有些人担心"枪打出头鸟"。这些民众有可能不会参与卫生政策的制定,即使参与了,产生的效果也不会太好。这些因素影响了政策的执行力。

综上所述,我们可以确信以上五条政策建议,在执行力方面具有可行性。

通过上述规范与实证两种研究方式,主要形成了如下结论:

---

① 《十九大报告辅导读本》,人民出版社 2017 年版,第 47 页。

1. 公平是介于公正与平等之间的一种正义形态。公平性是指某事物的公平属性，表示一个事物具有公平性质的程度。

2. 正义是社会制度的首要价值，卫生系统同样要坚持这一理念。公民拥有健康权，国家有保障公民健康权的义务。

3. 健康公平性包括预期寿命、孕产妇死亡率、婴儿死亡率、五岁以下儿童死亡率、新生儿低重率等方面的公平性。中国自 1990 年以来，国际、省际和城乡间公平性不断增强。健康状况远高于全球平均水平，在七个比较国家中排名第五位，胜过印度和巴西(或者俄罗斯)。但是国内城乡婴儿死亡率、城乡五岁以下儿童死亡率有一倍以上差距，相对不公平略差。影响中国健康公平性的主要因素有：(1)社会经济文化因素：与收入增长有关、与是否拥有基本卫生资源有关。(2)教育因素。(3)母乳喂养和辅食添加质量。(4)出生率的高低。(5)喂养因素。

4. 卫生筹资公平性包括卫生总费用占国民生产总值比重、人均卫生费用、政府总体卫生支出、私人卫生支出等方面的公平性。中国在 1997—2014 年间，私人卫生支出占卫生总费用比重明显下降。说明我国个人负担大幅度减轻，卫生筹资公平性明显增强，并且扭转了 1997 年的严重不公平局面。按国内统计口径，个人卫生支出已接近 30% 的目标。但是，按国际口径，离此目标尚有较大差距。各省份卫生筹资公平性得到了改善，然而农村居民获得的卫生资源仍然远不如城市居民。中国卫生总投入不足，无论是过去还是现在都落后于全球平均水平。影响中国卫生筹资公平性的主要因素有：(1)提高了社会保障资金筹资能力。(2)政府预算增加。(3)经济实力增强。(4)居民收入差距。(5)中央财政转移支付对中部的支持力度不够。

5. 中国卫生系统免疫覆盖率与生殖健康服务的公平性，无论是国际还是城乡均比较强。中国的医生数量的公平性在国际上表现为一般，31 个省份的卫生技术人员的公平性较好。中国的床位数方面公平性强，处于世界领先地位，省际间也相对公平。但是城乡居民在卫生服务利用上尚未得到充分提升，公平性有欠缺。影响中国卫生服务可及性公平性的主要因素有：

（1）经济发展水平阶段的不同。（2）中国政府高度重视妇幼工作。（3）各省份经济实力不同。（4）母亲文化程度。（5）地理可及性。

6.为增进中国卫生系统的公平性,提出了5条政策建议:(1)确立卫生大国的理念,做健康责任担当者表率;(2)制定《基本医疗卫生法》,确保卫生公平有法可依;(3)巩固医疗保险领域卫生改革的成果,促进公平的医改方案全民实施;(4)改善弱势群体状况,促进最不优惠者卫生公平;(5)广泛纳入公民参与卫生政策的制定,为卫生公平提供政治保障。

参 考 文 献

1.《十九大报告辅导读本》,人民出版社 2017 年版。

2.《十八大报告辅导读本》,人民出版社 2012 年版。

3. 世界卫生组织:《用一代人时间弥合差距》,世界卫生组织 2009 年版。

4. 世界卫生组织:《1996 年世界卫生报告——抵御疾病　促进发展》,丁冠群、王小云等译,人民卫生出版社 1997 年版。

5.《世界发展报告合订本(2006 — 2007):公平与发展》,清华大学出版社 2013 年版。

6.《中国妇幼卫生事业发展报告(2011)》。

7.《2013 中国卫生和计划生育统计提要》,中国协和医科大学出版社 2013 年版。

8.《2014 中国卫生和计划生育统计提要》,中国协和医科大学出版社 2014 年版。

9.《第三次国家卫生服务调查分析报告》,中国协和医科大学出版社 2004 年版。

10.《2008 中国卫生服务调查研究第四次家庭健康询问调查分析报告》,中国协和医科大学出版社 2009 年版。

11.《2013 第五次国家卫生服务调查分析报告》,中国协和医科大学出版社 2015 年版。

12.《中国卫生统计年鉴(2008 — 2013)》,中国协和医科大学出版社 2008 — 2013 年版。

13.《中国卫生与计划生育统计年鉴(2014 — 2015)》,中国协和医科大学出版社 2014 — 2015 年版。

14.《2014 年中国区域经济统计年鉴》,中国统计出版社 2015 年版。

15.《"健康中国 2020"战略研究报告》,人民卫生出版社 2012 年版。

16. 赵敦华:《劳斯的"正义论"解说》,远流出版事业股份有限公司 1988 年版。

17. 孟庆跃等:《卫生经济学》,南海出版公司 1997 年版。

18. 王海明:《公正平等人道——社会治理的道德原则体系》,北京大学出版社 2000 年版。

19. 夏文斌:《走向正义之路——社会公平研究》,黑龙江教育出版社 2000 年版。

20. 乌日图:《医疗保障制度国际比较》,化学工业出版社 2003 年版。

21. 高兆明:《存在与自由:伦理学引论》,南京师范大学出版社 2004 年版。

22. 彭现美:《健康投资绩效研究》,合肥工业大学出版社 2006 年版。

23. 韩子荣:《中国城乡卫生服务公平性研究》,中国社会科学出版社 2009 年版。

24. 俞可平:《社群主义》,中国社会科学出版社 1998 年版。

25. 厉以宁、林毅夫、周其仁:《读懂中国改革 新一轮改革的战略和路线图》,中信出版社 2014 年版。

26. 孟庆跃、侯志远、袁莎莎等:《改善卫生服务绩效:政策和行动》,人民卫生出版社 2012 年版。

27. 詹世友:《公义与公器——正义论视域中的公共伦理学》,人民出版社 2006 年版。

28. 饶克勤、刘新明:《国际医疗卫生体制改革与中国》,中国协和医科大学出版社 2007 年版。

29. 李玲:《健康强国:李玲话医改》,北京大学出版社 2010 年版。

30. 景天魁:《底线公平:和谐社会的基础》,北京师范大学出版社 2009 年版。

31. 吴传俭、陈明花:《老百姓最关心的——社会医疗保险公平性热点问题》,中国时代经济出版社 2012 年版。

32. 许纪霖:《全球正义与文明对话 知识分子论丛》,江苏人民出版社 2004 年版。

33. 顾昕:《新医改的公益性路径》,云南教育出版社 2013 年版。

34. 郭岩、吴群红:《中国卫生政策》,北京大学医学出版社 2010 年版。

35. 任强:《公共服务均等化问题研究》,经济科学出版社 2009 年版。

36. 葛延风、贡森等:《中国医改:问题、根源、出路》,中国发展出版社 2007 年版。

37. 孟庆跃、严非:《中国城市卫生服务公平与效率评价研究》,山东大学出版社 2005 年版。

38. 胡宏伟:《国民健康公平程度测量、因素分析与保障体系研究》,人民出版社 2011 年版。

39. 应晓华:《我国卫生服务筹资公平性研究》,复旦大学出版社 2013 年版。

40. 郁建兴、徐越倩:《服务型政府》,中国人民大学出版社 2012 年版。

41. 卢祖洵、金生国:《国外社区卫生服务》,人民卫生出版社 2001 年版。

42. 梁万年:《卫生事业管理学》,人民卫生出版社 2012 年版。

43.《四书五经简注》,闫红卫等注,山东友谊出版社 2000 年版。

44. 程晓明:《卫生经济学》,人民卫生出版社 2012 年版。

45. 顾昕、高梦滔、姚洋:《诊断与处方:直面中国医疗体制改革》,社会科学文献出版社 2006 年版。

46. 文学国、房志武:《中国医药卫生体制改革报告(2014—2015)》,社会科学文献出版社 2014 年版。

47. 郝模:《卫生政策学》,人民卫生出版社 2005 年版。

48. 公丕祥:《社会主义核心价值观研究丛书·法治篇》,江苏人民出版社 2015 年版。

49. 孙光:《政策科学》,浙江教育出版社 1988 年版。

50. 郑功成:《社会保障学》,中国劳动社会保障出版社 2005 年版。

51. 李晓林:《我国医疗服务领域公平性分析》,吉林大学博士学位论文,2006 年。

52. 章伟芳:《儿童生存公平性研究——基于浙江省儿童死亡监测数据》,浙江大学博士学位论文,2015 年。

53. 沈洁:《城市人群期望寿命趋势及影响因素研究》,复旦大学博士学位论文,2013 年。

54. 贺买宏:《我国卫生服务公平性研究》,第三军医大学军事预防医学院博士学位论文,2013 年。

55. 赵秀竹:《社会主义制度核心价值观视域下的中国医疗卫生体制改革研究——从公平正义角度解读中国医改》,中共中央党校博士学位论文,2015 年。

56. 张奎力:《国外医疗卫生及其框架内的农村医疗卫生制度研究》,华中师范大学博士学位论文,2008 年。

57. 陈昱方:《"金砖四国"医疗卫生体制的比较研究》,华中科技大学博士学位论文,2011 年。

58. 陈家应、龚幼龙、严非:《卫生保健与健康公平性研究进展》,《国外医学(卫生经济分册)》2000 年第 4 期。

59. 星一、郭岩:《健康公平的研究进展》,《国外医学(医院管理分册)》1999 年第 4 期。

60. 刘相瑜、于贞杰、李向云等:《卫生服务公平性研究进展综述》,《中国卫生事业管理》2011 年第 5 期。

61. 李顺平、孟庆跃:《卫生服务公平性及其影响因素研究综述》,《中国卫生事业管理》2005 年第 3 期。

62. 时黎、张开宁、姜润生:《卫生服务公平性理论框架的探讨》,《中国卫生事业管理》2011 年第 1 期。

63. 郭永松:《卫生服务公平性:实现的困惑与理性思考》,《医学与社会》2002 年第 2 期。

64. 轩志东、罗五金、姚岚等:《卫生公平性发展状况与卫生经济制度的选择》,《卫生经济学研究》2006 年第 12 期。

65. 陈英、秦江梅、唐景霞等:《与收入相关的健康不平等及其分解》,《中国卫生经济》2016 年第 4 期。

66. 高兴、许金红:《生活方式视阈下的社会经济地位与健康不平等》,《企业经济》2015 年第 12 期。

67. 郭振友、石武祥:《基于新健康观指标体系的老年人健康公平性研究》,《中国卫生统计》2015 年第 5 期。

68. 胡宏伟:《我国老年人自评健康状况及其影响因素研究》,《山西财经大学学报》2011 年第 2 期。

69. 孟庆跃:《我国卫生筹资体制的公平、效率和可持续发展问题》,《卫生经济研究》2007 年第 4 期。

70. 沈曦、黄小平、唐力翔:《我国卫生筹资区域差异研究》,《卫生经济研究》2010 年第 4 期。

71. 胡善联:《建设覆盖城乡居民的基本卫生保健制度的内涵和条件》,《中国卫生经济》2007 年第 7 期。

72. 李晓梅、董留华、王金凤:《新型农村合作医疗卫生服务利用的公平性研究》,《中国卫生经济学》2008 年第 11 期。

73. 李玉娇:《城乡差异、就医惯性与老年人卫生服务利用》,《西北人口》2016 年第 2 期。

74. 张幸、秦江梅:《不同社会医疗保险覆盖人群医疗服务利用公平性分析》,《中国卫生经济》2016 年第 6 期。

75. 王云岭、杨同卫:《论影响卫生资源分配公平性的因素》,《医学与哲学》2005 年第 7 期。

76. 张瑞华、何思长:《新医改前后四川省卫生资源配置的公平性分析》,《重庆医学》2016 年第 13 期。

77. 谭金巍、鲍臻、朱靓等:《我国卫生资源配置的现状分析与探讨》,《中国医药导报》2014 年第 34 期。

78. 吴忠民:《公正新论》,《中国社会科学》2000 年第 4 期。

79. 李瑞全:《台湾医疗保健制度之公平性:一个初步分析》,《医学与哲学(人文社会科学版)》2007 年第 28 期。

80. 郭岩、唐爱兰:《发展中国家 5 岁以下儿童健康公平性分析》,《中国初级卫生保健》2001 年第 1 期。

81. 明艳、董志勇:《中国人口预期寿命的影响因素分析》,《社会学研究》2010 年第 12 期。

82. 陈锰、刘兴会、梁娟:《中国孕产妇死亡率及死亡原因地区差异及对策》,《中国实用妇科和产科杂志》2015 年第 12 期。

83. 王铸清:《中国城乡孕产妇产前检查状况及其影响因素分析》,《中国初级卫生保健》2001 年第 4 期。

84. 李红文、毛新志:《论健康公平》,《伦理学研究》2015 年第 2 期。

85. 饶克勤:《健康不公平及其全球发展趋势》,《中国医院》2004 年第 1 期。

86. 鲁小波、陈晓颖:《中国各省人均寿命影响因素研究》,《云南地理环境研究》

2007 年第 2 期。

　　87. 周靖、段丁强:《居民健康公平的内涵及其实现路径研究》,《理论与改革》2013年第 6 期。

　　88. 徐凌中、邝媛媛:《卫生服务的公平性研究》,《中华医院管理杂志:专题研究》2001 年第 5 期。

　　89. 刘爱东、赵丽云、于冬梅等:《中国 5 岁以下儿童营养不良现状及其变化趋势的研究》,《卫生研究》2008 年第 3 期。

　　90. 万泉、翟铁民、张毓辉等:《我国地区级卫生总费用比较分析》,《中国卫生经济》2013 年第 1 期。

　　91. 于永红、刘英伟、李斌:《卫生筹资不公平性探究》,《中国卫生经济》2005 年第6 期。

　　92. 张毓辉、万泉、王秀峰等:《2009—2014 年我国卫生总费用分析》,《中国卫生经济》2016 年第 3 期。

　　93. 葛万龙、王国华、李翠等:《中国卫生人力资源现状研究》,《中国医院管理》2009年第 12 期。

　　94. 毛瑛、刘锦林、杨杰:《2011 年我国人力资源配置公平性分析》,《中国卫生经济》2013 年第 8 期。

　　95. 张彦琦、唐贵立、王文昌等:《重庆市卫生资源配置公平性研究》,《重庆医学》2008 年第 2 期。

　　96. 曾望军、邬力祥:《我国卫生服务公平性问题的研究与展望》,《中国公共卫生管理》2012 年第 5 期。

　　97. 毛丽梅、方鹏骞、杨年红等:《中国贫困地区特困家庭经济、健康状况卫生服务利用分析评价》,《中国妇幼保健》2002 年第 7 期。

　　98. 吴静、靳蕾、任爱国等:《21 个县卫生保健服务利用公平性及变化趋势》,《中国生育健康杂志》2003 年第 1 期。

　　99. 王晓青:《习近平对公平正义思想的理论创新》,《中共贵州省委党校学报》2016年第 1 期。

　　100. 孟庆跃、刘晓云、侯建林等:《〈世界卫生报告 2010〉对中国卫生筹资政策的启示》,《中国卫生政策研究》2010 年第 3 期。

　　101. 金新政、李道苹、李孜:《城市贫困及弱势人群卫生服务利用及其影响因素研究》,《中国妇幼保健》2002 年第 17 期。

　　102. 韩兆柱、王磊:《网络环境下政策制定与公民参与分析及对策》,《平原大学学报》2015 年第 5 期。

　　103. 毛宗福、毕勇毅、陈华等:《国际化—复合型公共卫生创新人才培养的实践》,《中华疾病控制杂志》2013 年第 17 期。

　　104. 杜静:《奥巴马医改:"完美"逻辑与"不完美"假设》,《中国保险报》2010 年 2

月 24 日。

105. [美]阿瑟·奥肯:《平等与效率——重大的抉择》,王奔洲、叶南奇译,华夏出版社 1987 年版。

106. [美]罗伯特· B.登哈特:《公共组织理论》,扶松茂、丁力译,中国人民大学出版社 2011 年版。

107. [美]约翰·罗尔斯:《正义论》,何怀宏、何包钢、廖申白译,中国社会科学出版社 1988 年版。

108. 胡志强:《中国国际人权公约集》,中国对外翻译出版公司 2004 年版。

109. [美]H.乔治·弗雷德里克森:《新公共行政》,丁煌、方兴译,中国人民大学出版社 2011 年版。

110. [美]戴维·L.韦默、[加]艾丹·R.瓦伊宁:《公共政策分析:理论与实践》,刘伟译,中国人民大学出版社 2013 年版。

111. [美]E.博登海默:《法理学——法哲学及其方法》,邓正来、姬敬武译,华夏出版社 1987 年版。

112. [美]约翰·罗尔斯:《正义论》,谢延光译,上海译文出版社 1971 年版。

113. [美]罗纳德·德沃金:《至上的美德:平等的理论与实践》,冯克利译,江苏人民出版社 2003 年版。

114. [英]托马斯·霍布斯:《利维坦》,吴福刚译,中国社会出版社 1999 年版。

115. 《柏拉图全集·第 2 卷》,王晓朝译,人民出版社 2003 年版。

116. 《柏拉图全集·第 3 卷》,王晓朝译,人民出版社 2003 年版。

117. 《柏拉图全集·第 4 卷》,王晓朝译,人民出版社 2003 年版。

118. [古希腊]柏拉图:《理想国》,郭斌和、张竹明译,商务印书馆 2009 年版。

119. [古希腊]亚里士多德:《尼各马可伦理学》,廖申白译,商务印书馆 2003 年版。

120. [美]沙伦·M.凯、保罗·汤姆森:《奥古斯丁》,周伟驰译,汤姆森学习出版集团 2002 年版。

121. [英]罗布·巴戈特:《解析医疗卫生政策》,赵万里译,上海人民出版社 2012 年版。

122. [美]J.范伯格:《自由、权利和社会正义——现代社会哲学》,王守昌、戴栩译,贵州人民出版社 1998 年版。

123. [美]阿拉斯戴尔·麦金太尔:《谁之正义? 何种合理性?》,万俊人、吴海针、王今一译,当代中国出版社 1996 年版。

124. [英]弗里德利希·冯·哈耶克:《自由秩序原理》,邓正来译,生活·读书·新知三联书店 1997 年版。

125. Marc J.Roberts、William Hsiao、Peter Berman 等:《通向正确的卫生改革之路——提高卫生改革绩效和公平性的指南》,任明辉译,北京大学医学出版社 2010 年版。

126. [英]戴维·米勒:《社会正义原则》,应奇译,江苏人民出版社 2001 年版。

127. [美]约翰·罗尔斯:《作为公平的正义——正义新论》,姚大志译,上海三联书店 2002 年版。

128. [美]莫特玛·阿德勒、查尔斯·范多伦:《西方思想宝库》,周汉林、戴阳、刘大洪等译,中国广播电视出版社 1991 年版。

129. [德]奥特利德·赫费:《政治的正义性 ——法和国家的批判哲学之基础》,庞学铨、李张林译,上海译文出版社 2005 年版。

130. [古罗马]奥古斯丁:《论三位一体》,周伟驰译,商务印书馆 2015 年版。

131. [美]卡尔·威尔曼:《真正的权力》,刘振宇、孟永恒、魏书音、王锋等译,商务印书馆 2015 年版。

132. [古希腊]亚里士多德:《亚里士多德伦理学(上)》,向远译,商务出版社 1933 年版。

133. Cam Donaldson and Karen Gerard, *Economics of Health Care Financing: The Visible Hand*, The Macmillan Press LTD First published, 1993.

134. Marc J. Roberts、William Hsiao、Peter Beman、Michael R. Reich: *Getting Health Reform Right: A Guide to Improving Performanc and Equity*, Oxford University Press, 2004.

135. World Health Organization: The World Health Report 2000: Health Systems: Improving Performance, WORLD HEALTH ORGANIZATION First published, 2000.

136. John Rawls, *A Theory of Justice Revised Edition*, Harvard University Press, 1971.

137. World Health Organization: World Health Report 2008—Primary Health Care(Now More Than Ever), Geneva, Switzerland, 2008.

138. Margaret Whitehead, *The concepts and principles of equity and health*, World Health Organization Regional Office for Europe, Copenhagen, 2000.

139. World Health Organization: The world report 2010 health systems financing : The path to universal coverage, Printed in France, 2010.

140. World Health Organization: The world report 2000 Health systems: improving performance, Printed in France, 2000.

141. Cam Donaldson, Karen Gerard, *Economics of Health Care Financing, The Visible Hand*, Macmillan Press, 1992.

142. Norman Daniels, Donald W., Light, Ronald L., Caplan, *Benchmarks of Fairness for Health Care Reform*, Oxford University Press, 1996.

143. Norman Daniels, J, Bryant, R, A. Castano, et al., Benchmarks of fairness for health care reform: a policy tool for developing countries, Health Systems, 1999.

144. World Health Organization, Equity in health and health care : a WHO/SIDA initiative, Geneva, 1996.

145. A.J.Culyer, Adam Wagstaff, Need, Equity and Equality in Health and Health Care, University of York Centre for Health Economics, 1992.

146. World Health Organization, The World Health Report2002: Reducing Risks(Promoting Health Life), World Health Organization, 2002.

147. Pregnancy, childbirth: postpartum and newborn care: a guide for essential practice, World Health Organization, 2006.

148. Jan visschedijketal, Targets for health for all in the 21th century, *World Health Statistic Quarterly*, 1998(51).

149. Qun Men, Trends in access to health services and Financial protection in China between 2003and 2011, *a cross—sectional study*, 2012(379).

150. Dalal K., Aremu O., Fairness of utilizing health care facilities and out-of-pocket payment burden: evidence from Cambodia, *J Biosoc Sci*, 2013(3).

151. Y.Balarajan, S.Selvaraj, SV Subramanian, Health care and equity in India, *The Lancet*, 2011(9764).

152. Adam Wafstaff, Eddy van Doorslaer, Hattem van der Burg. et. al., Equity in the finance of health care: some further international comparisons, *Journal of health economics*, 1999(18).

153. World Health Organization, World Health Statistic (2008 – 2015) [Z/OL], [2016-07-08], http://www.who.int/gho/publications/world health statistics/en/.